基于TDABC的

医院成本控制机制研究

Study
on Hospital
Cost
Control
Mechanism
Based
on TDABC

卿 放/著

四川大学出版社

项目策划：蒋　玙
责任编辑：蒋　玙
责任校对：唐　飞
封面设计：墨创文化
责任印制：王　炜

图书在版编目（CIP）数据

基于 TDABC 的医院成本控制机制研究 / 卿放著．——
成都：四川大学出版社，2019.9
ISBN 978-7-5690-3053-2

Ⅰ．①基…　Ⅱ．①卿…　Ⅲ．①医院—成本管理—研究
Ⅳ．① R197.322

中国版本图书馆 CIP 数据核字（2019）第 195656 号

书名	基于 TDABC 的医院成本控制机制研究
	JIYU TDABC DE YIYUAN CHENGBEN KONGZHI JIZHI YANJIU
著　　者	卿　放
出　　版	四川大学出版社
地　　址	成都市一环路南一段 24 号（610065）
发　　行	四川大学出版社
书　　号	ISBN 978-7-5690-3053-2
印前制作	四川胜翔数码印务设计有限公司
印　　刷	成都市金雅迪彩色印刷有限公司
成品尺寸	170mm×240mm
印　　张	10.75
字　　数	206 千字
版　　次	2019 年 9 月第 1 版
印　　次	2019 年 9 月第 1 次印刷
定　　价	48.00 元

◆ 读者邮购本书，请与本社发行科联系。
　电话：(028)85408408/(028)85401670/
　(028)86408023　邮政编码：610065
◆ 本社图书如有印装质量问题，请寄回出版社调换。
◆ 网址：http://press.scu.edu.cn

四川大学出版社
微信公众号

前　言

　　随着我国医疗改革的深入和医保制度的推行，医疗服务的合理定价、医疗服务成本和费用的控制等问题越来越突出，成为社会关注的焦点。如何兼顾政府、医疗机构和患者三者的要求和利益，合理控制医疗费用的增长，是摆在各级卫生行政主管部门和医疗机构面前亟待解决的现实问题。我们看到，就医成本居高不下一直是医疗领域面临的主要问题，而精确成本信息的缺失更让人感到不可思议。医疗组织能否持续发展的一个关键因素是与基本战略、定价和管理决策相关的准确的成本信息。对于要掌握真实成本的需求，现有的成本会计系统完全无法满足，需要我们从根本上重建医疗机构的成本管理模式，而成本管理的核心内容则是成本控制。因此，通过创新医院成本控制模式，加强医院成本控制和预测，对于降低医疗成本与费用，解决当前医疗服务合理定价难题，切实缓解"看病贵"的社会问题具有重要的意义，它同时也是研究解决医院财政补偿、医疗付费方式及医疗保险等难点的必要手段和重要依据。传统医院成本管理存在诸多弊端，如何实现以全新的视角透视医院成本，是成本控制变革的关键。时间驱动作业成本法（TDABC）是一种比较新的、改良的成本管理方法，但在我国医院行业，还没有相关实践的先例。在各种改革之声中，迫切需要医院对成本进行科学合理的控制和管理。本书通过建立基于 TDABC 的成本控制机制，探索如何运用 TDABC 完善医院成本管理体系，满足精细化管理的要求，以优化医院的成本控制与管理。

　　本书以独特的视角，运用 TDABC 进行成本核算，并以此为基础，紧紧围绕成本的事前、事中和事后控制，对成本控制的前馈机制，成本控制的内部运行机制、外部动力机制，成本控制的评价机制进行研究，从而探索建立比较科学合理、方便可行、完整的成本控制体系，为我国医院的成本控制工作提供新的思路。

　　本书共分 8 章。第 1 章是绪论，主要介绍本书的研究背景、研究目的与意义、研究方法与技术路线、研究内容与结构安排、研究特色与创新之处等内容。第 2 章是相关理论及研究现状，主要对医院成本控制理论和时间驱动作业成本法做了详细的介绍，对相关文献进行了回顾，梳理了已有的思路和脉络，为本书的研究提供了最基础的理论支撑。第 3 章是基于 TDABC 的医院成本控制的运行前提研究。主要研究如何运用 TDABC 进行医院成本核算。第 4 章是基于 TDABC 的医院成本控制的内部运行机制研究，对成本控制运行中的三大控制因素（流程、资源、服务时间）分别进行了论述。第 5 章是医院成本控制的前馈机制研究。主要对医院病种成本进行成本预测的研究。第 6 章是医院成本控制的评价机制研究。主要研究在成本控制视角下建立的基于管理熵的医院绩效评价模型。第 7 章是医院成本控制的外部动力机制研究。主要从医保支付方式的角度去分析医院关注成本控制的外部动力。第 8 章是研究结论与展望。对全文的观点进行了全面的总结，并提出研究的不足之处，继而对未来继续深入研究的方向提出展望。

本书是在笔者博士论文的基础上修改完成的。特别感谢笔者的导师罗利教授，在研究过程中，从选题、研究方法到数据收集等无不凝结着她的心血，感激之情无以复加。本书的写作也得到美国哥伦比亚大学姚大卫教授、美国威斯康星大学麦迪逊分校李京山教授的点拨，他们都给予了许多积极的建议，笔者所获匪浅，对此深表感激。感谢四川大学商学院的徐玖平院长、张黎明副书记，在本书研究期间给予的深切鼓励和关怀。感谢四川大学商学院程宏伟教授、干胜道教授、任佩瑜教授、毛道维教授、王虹教授、唐英凯教授、应千伟教授、王良成副教授、李双海副教授、向朝进副教授、王黎华副教授等同事多年来在工作与学术上的支持和帮助。感谢大连理工大学的陈志奎教授、博士生张雨萌同学及各位同门在写作过程中给予的意见和帮助。感谢四川大学华西医院放射科伍兵教授、四川省医院眼科刘治蓉主任、成都市龙泉医院万先彬副主任、凉山彝族自治州第一人民医院吴洪波主任以及简阳市第一人民医院的办公室员工，在数据收集和实地调研中给予的帮助和支持。本书的完成得益于诸多良师益友，恩长笔短，片纸难陈，恕不一一感谢！

尽管本书在医院成本控制这一领域的研究中做了一些有益的尝试，但本人学识有限，疏漏谬误在所难免。草率书此，祈恕不恭，不足之处，望请海涵，也恳请学界同仁批评指正。

作　者

2019 年 4 月于四川大学

目　录

第1章　绪论

1.1　研究背景

1.1.1　我国医疗行业面临着巨大的改革压力

　　目前，我国已步入中等收入国家行列，肩负庞大人口老龄化的社会负担，面对环境恶化、资源匮乏、慢性病增长快、亚健康比例高、疾病谱改变和传统东方医疗文化的巨大压力，医药卫生有限资源与无限需求的矛盾突出，"看病难""看病贵"现象成为长期以来人们议论的焦点话题。所谓的"看病难"是由于我国的医疗卫生资源总体不足造成的。我国是一个拥有13亿人口的大国，要用世界大约3％的卫生资源解决世界上22％的人口的医疗卫生健康问题，医疗资源供需难免失衡。另外，地区差异太大、优质人才短缺等，也是造成"看病难"的原因。而对于"看病贵"的现象，可以从以下两个方面去探究原因：一方面，公立医院是"公益性"和"市场性"两条腿走路，但政府对医疗卫生的财政投入严重不足，再加上越来越激烈的市场竞争，导致很多公立医院与其公益性相悖。另一方面，由于我国普遍采用按服务项目付费的医保支付方法，刺激了过度医疗行为的产生，结果是患者的医疗费用增加，医疗资源浪费的现象突出，医患关系紧张，最终造成了"看病贵"的现象。一直以来，群众的看病问题都是重要的民生问题，直接关系到人民群众生活水平的提升，解决群众"看病难""看病贵"问题，是促进社会和谐发展的重要课题，因此，公立医院迫切需要实施医疗卫生体制改革。

1.1.2　合理控制医疗费用的增长迫在眉睫

近年来，世界范围内的医疗费用急剧上升，这已是不争的事实。虽然目前我国已经抛弃了由国家统包统揽的公费医疗保障制度，但是医疗费用持续攀升、医疗消费中紧缺与浪费并存、医疗服务中过度利用与不足并存等现象还是只增不减。在过去的 15 年间，我国卫生总费用增长了 9 倍多，到 2017 年达到 51598.8 亿元[①]，突破 5 万亿元，卫生总费用占 GDP 百分比为 6.2％[②]；人均医疗费用增长了 8 倍，到 2017 年为 37122 元；居民一次就诊费用和住院费用增长也分别超过了 4 倍和 13 倍，到 2017 年，次均门诊费用为 257.9 元，人均住院费用为 8890.1 元，医疗费用的上涨和居民医疗消费支出的增长成为不争的事实。合理控制医疗费用是世界性难题，医疗费用增长的原因复杂，因此，合理控制医疗费用是一项长期而艰巨的任务，必须多方联动，在保障患者权益的基础上，遏制医疗费用的不合理增长。

1.1.3　我国医院成本管理的研究和实践亟待提升

医院一直定性为"不以营利为目的"，因此医院自然也没有对成本给予足够的重视，"重业务、轻管理"的现象比较普遍。长期以来，我国医院成本管理存在着诸多问题，包括成本核算体系不健全，成本核算基础工作薄弱，成本控制意识不强，不是真正意义上的全成本核算等。随着市场经济的不断完善以及医疗体制改革的深入发展，尤其是现代科学技术的日新月异，医院竞争范围日益扩大。民营医院的发展，使公立医院的经营环境发生了很大变化，公立医院为争得医疗行业的一席之地，就应该通过降低成本来提高经济效益，而不是一味盲目地追求低成本。既要保证对病人的服务质量，又要降低患者的医治费用，这给传统的医院成本管理带来了巨大挑战。因此，医院成本管理的探索成为必然。

---

① 国家卫生健康委员会. 2017 年我国卫生健康事业发展统计公报［EB/OL］.［2018－6－21］. http://news. xinhuanet. com/health/2018－06/21/c_129166225. htm.

② 2017 年我国卫生健康事业发展统计公报.

1.1.4　医疗保险支付制度改革对医院成本管理提出了新的要求

目前，按服务项目付费是我国医保普遍实行的支付方式，这是一种后付费制度。在按服务项目付费的支付方式下，医保是在医疗服务行为发生后按实际费用进行给付的，难以有效控制费用。从国内外医疗保险的经验教训来看，按服务项目付费这种单一的支付方式是造成过去几十年医疗费用上涨过快的一个重要原因，因此迫切需要对支付制度进行探索和改革①。支付制度的改变必须考虑到成本因素，对医疗服务的成本进行更加精确的计算是医疗保险费用偿付工作中的重要基础。精确衡量成本与结果，会让第三方的付费者更有信心采取更具有效奖励价值的保险给付方式。

1.2　研究目的与意义

1.2.1　研究目的

随着医疗改革的深入和医保制度的推行，医疗服务的合理定价、医疗服务成本和费用的控制等问题越来越突出，成为我国社会关注的焦点。如何兼顾政府、医疗机构和患者三者的要求和利益，合理控制医疗费用的增长，是摆在各级卫生行政主管部门和医疗机构面前亟待解决的现实问题。我们看到，就医成本居高不下一直是医疗领域面临的主要问题，而精确成本信息的缺失更让人感到不可思议。医院的成本分配常常按收费计算，而不是按实际成本计算。对于要掌握真实成本的需求，现有的成本会计系统完全无法满足，需要从根本上重建医疗机构的成本管理模式，而成本管理的核心内容则是成本控制。医疗组织持续生存发展的一个关键是与基本战略、定价和管理决策相关的准确的成本信息。因此，通过创新医院成本控制模式，加强医院成本控制和预测，对于降低医疗成本与费用，解决当前医疗服务合理定价难题，切实缓解"看病贵"的社会问题具有重要的意义，它同时也是研究解决医院财政补偿、医疗付费方式及医疗保险等难点的必要手段和重要依据。如何实现以全新的视角透视医院成

---

① 谢春艳，胡善联，孙国桢，等. 我国医疗保险费用支付方式改革的探索与经验［J］. 中国卫生经济，2010（5）：27－29.

本，是成本控制变革的关键，本书的研究命题旨在为建立医院成本控制新模式提供参考。通过建立基于时间驱动作业成本法（TDABC）的成本控制机制，探索如何运用 TDABC 完善医院成本管理体系，满足精细化管理的要求，以优化医院的成本控制与管理。

1.2.2 研究意义

1. 有利于改善我国医院成本管理现状、提高医院经营管理水平

传统的医院成本管理模式存在明显弊端，主要表现在：其一，无法提供及时、准确的成本信息，与管理决策相关的准确的成本信息的缺失容易导致决策失误。其二，由于将医院总成本在向科室成本分摊的过程中，缺乏明显的因果关系的分摊基础，往往造成科室间成本分摊的不合理，自然也就无法提供绩效奖励的相关资料。其三，在医院成本的控制和管理方面，成本事前控制缺失，成本避免无从谈起。随着市场竞争的不断加剧，科学的医疗服务成本核算方法显得越来越重要。医院构建基于 TDABC 的医院成本控制机制，不仅使得医院项目成本核算更加合理，成本预测以及绩效评价更加科学，而且作业成本的管理使得医院的运行流程更加优化，从而提高医院整体管理水平。因此，成本的控制是医疗组织能否持续发展的一个关键因素，与医院的基本战略、定价和管理决策息息相关。

2. 有利于医疗服务的合理定价

医院主要的成本补偿渠道之一是医疗服务收费，它也是医院生存和发展的源泉和基础。目前，我国医疗服务价格尤其是人力消耗的定价缺乏依据和方法，影响了医院的正常补偿。成本信息是确立合理补偿医疗服务消耗尺度的基础和制定医疗服务价格的重要依据，是科学管理的需要，是建立成本控制系统的基础。时间驱动作业成本法能够运用时间和作业指标，合理计算成本，核算出的医疗服务成本信息更加精确，对制订更为科学、合理的医疗服务价格有重要的指导意义。

3. 有利于医疗服务成本和费用的控制

加强医院科学化、专业化、精细化管理，是医院建设发展的必由之路。成本管理是医院管理中举足轻重的部分，成本管理的核心内容则是成本控制。成本控制贯穿于成本形成的全过程，因此开展医疗成本控制意义重大，不仅能在医院的经营管理如成本核算、资金管理、绩效管理等方面提供全面、及时和准确的信息，而且通过事前成本控制的医疗成本预测可以掌握未来的成本水平及其变动趋势，有助于将医院管理中的未知因素转变为已知因素，减少盲目性，从而不断提高成本管理水平，使医院管理者能够选择最佳方案，做出正确、科学的决策。医院在新时期进行成本控制机制的改革，能使医院节约大量的医疗成本，有效地控制医疗费用的增长势头。

4．有利于为建立科学的财政补偿机制提供依据

在我国目前公立医院改革中，明确指出要推进医药分开，破除"以药补医"机制，逐步将公立医院补偿由服务收费、药品加成收入和政府补助三个渠道改为服务收费和政府补助两个渠道，这样一来，对补偿机制的研究就显得十分必要。在我国公立医院成本补偿问题上，政府很难全面获取医院成本信息，也难以对医院成本消耗进行科学考评与合理补偿，因此，必须改变这种状况，使补偿政策与成本核算联系起来，准确的成本信息可以为建立科学的财政补偿机制提供数据基础。

5．有利于医疗社会保险支付制度改革

医疗保险支付方式直接影响了医疗保险基金的支出，医疗保险费用的偿付如果能充分考虑医疗项目的成本，将有助于节省医疗资源、调动医疗机构的积极性、保障参保人员的权益。国务院在 2012 年 3 月发布的《"十二五"期间深化医药卫生体制改革规划暨实施方案》中指出："改革完善医保支付制度。加大医保支付方式改革力度，结合疾病临床路径实施，在全国范围内积极推行按病种付费、按人头付费、总额预付等，增强医保对医疗行为的激励约束作用。"2015 年 5 月 17 日国务院办公厅发布的《关于城市公立医院综合改革试点的指导意见》中又再次明确指出："深化医保支付方式改革。充分发挥基本医保的基础性作用，强化医保基金收支预算，建立以按病种付费为主，按人头付费、按服务单元付费等复合型付费方式，逐步减少按项目付费。"改革和探索医保支付方式的目标在于在控制医疗费用与保证医疗服务质量之间寻求一个平衡点，而医疗付费制度的改革必须坚持成本定价原则，这就为公立医院建立科学合理的成本核算体系提出了更高的要求。另外，政府社保也能够利用数据分析衡量医院的服务，并依据服务水平制定合理的社保政策。

1.3 研究方法与技术路线

1.3.1 研究方法

本书的研究方法遵循问题主导，综合运用管理学、会计学、经济学、统计学、医院管理、系统工程学等相关理论，消化、吸收先进的工具、方法，从独特的视角，以运用 TDABC 进行成本核算为基础，探索建立比较科学合理、方便可行的成本控制体系，为我国医院成本控制机制的研究提供新的思路。研究方法如下。

1. 文献研究法

在全面梳理国内外有关时间作业成本法和医院成本控制的研究文献的思想、观点的基础上，通过归纳推理、数理统计等方法，依据论文的研究需要，对国内外现有相关研究文献进行系统整理、科学归类和综合筛选，为医院成本控制理论支撑平台的搭建提供最基本的思想支持和观点依托。

2. 案例分析法

由于我国关于 TDABC 在医院的运用研究尚处于起步阶段，且难以获得关于 TDABC 运用的详细数据和信息。因此，本书采用案例分析法详细分析 TDABC 的核算过程，以明确 TDABC 的步骤和方法。此外，在对流程优化的讨论中，同样运用案例分析法，通过案例说明流程改变对成本的影响。另外，在绩效评价的研究中，也运用实际的案例和数据对评价模型、评价指标和权重进行了检验分析。

3. 数据挖掘方法

本书的研究利用了医院大量的数据，运用数据挖掘的方法，对相关数据进行分析，得出有价值的结果。数据挖掘的思想贯穿整个研究。

4. 数学模型方法

在单病种流程控制研究中，对临床路径运用分层赋时着色 Petri 网（HTCPN）建立了模型。在成本预测的研究中，分别构建了基于多元线性回归和 BP 神经网络的成本预测模型。在绩效评价的研究中，建立了基于管理熵的绩效评价模型。这些建模主要使用了随机、复杂网络、统计、计算机、管理学等方面的理论。

1.3.2　技术路线

本书研究的技术路线如图 1.1 所示。

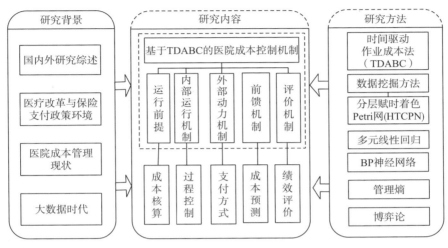

图 1.1　技术路线

1.4　研究内容与结构安排

1.4.1　研究内容

本书总体研究是医院成本的控制问题。笔者以独特的视角运用 TDABC 进行成本核算，并以此为基础，紧紧围绕成本的事前、事中和事后控制，对成本的前馈机制，成本的内部运行机制、外部动力机制，成本的评价机制进行了研究，从而探索建立比较科学合理、方便可行的成本控制体系，为我国医院的成本控制工作提供了新的思路。主要内容有以下几点：

（1）成本核算是成本控制的基础，所以首先研究怎样将 TDABC 运用到医院的成本核算中，在医疗领域建立新的成本核算体系。TDABC 的应用，是医院成本核算上的创新，是对传统成本核算方法的突破。

（2）在成本核算的基础上，完成医院成本控制的内部运行机制研究。包括流程控制、资源控制和服务时间控制。在流程控制的研究中，重点对单病种流程控制中的临床路径进行研究，采用 HTCPN 方法对单病种临床路径建模并进行分析，基于 HTCPN 的临床路径在定性定量分析医疗诊治流程的基础上可以优化临床路径。

（3）对利用 TDABC 核算的成本进行成本预测的研究。成本预测是成本事前控制中的内容，运用多元线性回归理论和 BP 神经网络理论分别建立了预测模型，并利用医院的实际数据进行检验对比分析。

（4）运用管理熵理论对医院成本控制效果的评价机制进行研究，建立了基于管理熵的医院绩效评价模型。在评价指标体系的构建中，充分考虑成本控制的相关因素，在权重计算时，利用问卷调查和层次分析法确立了指标权重。

（5）对医院成本控制的外部动力机制研究是从医保支付方式对成本控制的影响的角度展开的，不同的医保支付方式对医院的行为选择有重要的影响，是医院关注成本控制的外部动力。在医改支付方式的变革中，混合支付政策将对医院成本控制产生深远影响。

1.4.2　结构安排

本书的结构安排如下：

第 1 章是绪论部分。主要包括研究背景、研究目的与意义、研究方法与技术路线、研究内容与结构安排、研究特色与创新之处。

第 2 章是相关理论及研究现状。对医院成本控制理论和时间驱动作业成本法做了详细的介绍，对相关文献进行了回顾，梳理了已有的思路和脉络，为本书的研究提供了最基础的理论支撑。

第 3 章是基于 TDABC 的医院成本控制的运行前提研究。成本核算是成本控制的前提，是建立成本控制系统的基础。这一章首先分析医院成本的特征，指出 TDABC 能与成本特点紧密结合，是医院成本核算精细化要求的最佳切入点。然后借鉴相关文献的资料，根据 TDABC 的原理，提出在医疗领域实行 TDABC 的步骤和方法。为了说明 TDABC 的具体操作，通过实地调研，本书手动收集了本地某医院的实际数据，用案例演绎了医院运用 TDABC 进行成本核算的全过程。

第 4 章是基于 TDABC 的医院成本控制的内部运行机制研究。主要对成本控制运行中的三大控制因素分别进行论述。首先是流程控制。一是使用案例对整体流程优化带给成本的影响进行了诠释。二是在单病种流程控制中，主要从临床路径的研究入手，对临床路径采用分层赋时着色 Petri 网（HTCPN）进行白内障手术诊疗建模分析。所建模型支持诊断决策信息和检查结果的实时输入，能够预测分析变异情况并实现路径的自动调整。同时，可以为白内障诊疗提供资源优化的决策支持。其次是资源控制。主要以人力成本、固定资产折旧和材料费用为主要控制节点进行讨论。最后是服务时间控制。对时间控制指标的确定和时间控制的措施进行了分析。

第 5 章是医院成本控制的前馈机制研究。主要是对用 TDABC 核算的医院成本进行成本预测的研究。在梳理医院成本预测研究现状的基础上，深入分析了影响成本的各种具体因素，采取多元线性回归方程和 BP 神经网络方法分别建立了医院成本的预测模型。为了验证两个模型的有效性，选取了四川省某三甲医院的白内障手术中的几百个数据对模型进行验证，并对两个模型进行对比分析和讨论。

第 6 章是医院成本控制的评价机制研究。主要从分析医院绩效评价的研究现状入手，建立了基于管理熵的医院绩效评价模型。在评价指标的选择上，充分考虑成本控制的影响，既有成本控制效果方面的指标，也有影响成本控制的指标，并且在平衡计分卡的基础上，筛选了 31 个指标，建立了成本控制下的医院绩效评价指标体系。为了指标权重的合理性，采用问卷调查，利用层次分析法确立了指标的权重系数。最后，用收集到的四川省某地区的一家三甲医院近三年的数据对评价模型进行了验证。

第 7 章是医院成本控制的外部动力机制研究。医保支付方式是医院关注成本控制的外部动力，不同的支付方式与标准会产生不同的激励机制，也会对医院成本控制带来不同的影响。这一章从医保支付方式对成本控制的影响分析开始，指出采用预付制和后付制相结合的混合支付方式是今后的改革趋势，并且用博弈论的方法，从医院与医保收益的角度证明了单一支付方式的不合理性以及混合支付方式的合理性与优越性，进而提出混合支付方式改革下医院成本控制的现实选择。

第 8 章是研究结论与展望。主要对全文的观点进行了全面的总结，并提出研究的不足之处，继而对未来继续深入研究的方向提出展望。

1.5　研究特色与创新之处

传统医院成本管理存在诸多弊端，而 TDABC 是一种比较新的、改良的成本管理方法，但在我国医院行业，还没有实践的先例，但在各种改革之声中，迫切需要医院对成本进行科学合理的核算和管理。同时，不管是患者还是政府、医保行业，也希望医院成本真实、公开、透明。本书的研究以成本控制为主题，引入 TDABC，探索一种新的行之有效的成本控制模式。本书研究视角新颖，主要创新点体现在以下几个方面：

（1）在国内医院运用 TDABC 确定医院的服务项目成本，打破了传统方法无法提供精确成本信息的弊端，这一新的成本核算方法类似于企业成本对象化到产品，是对传统核算方法的突破，能较好地与医院成本的特点相结合。

（2）提出医院成本控制运行中的三个关键因素是流程控制、资源控制和服务时间控制，丰富了成本控制的理论。在单病种临床路径的控制中，首次将分层赋时着色 Petri 网（HTCPN）运用到白内障手术临床路径的建模过程，该模型对高发病率病种的临床路径建模具有借鉴意义，也为建立临床路径管理系统提供了支持。

（3）考虑到医院成本的多因素影响，建立了基于多元线性回归方程和 BP 神经网络的两种医院成本预测模型，并利用具体数据验证了模型的有效性。同时，对两个模型进行对比分析研究。模型的建立是 BP 神经网络理论在研究医院成本预测方面的首次尝试，丰富了成本预测的研究。

（4）在成本控制视角下，创建了基于管理熵的医院绩效评价模型，该模型将各个因素结合在一起进行多因素评价，是一种既重视结果也重视过程的综合性评价方法，模型的构建是管理熵理论在医院绩效评价研究中的首次应用。利用平衡计分卡思想构建的绩效评价指标体系中，既有成本控制方面的指标，也有影响成本控制的指标，充分注重了指标的全面性和相关性，丰富和发展了绩效评价的理论和方法。

（5）在成本控制的外部动力机制中，分析了医保支付方式对成本控制的影响。利用博弈论的方法，从医院与医保收益的角度证明了单一支付方式的不合理性以及混合支付方式的合理性与优越性，从而为混合支付方式的改革提供了强有力的理论支撑。

第 2 章　相关理论及研究现状

2.1　医院成本控制理论

2.1.1　医院成本控制的内涵

成本控制是指以成本作为控制的手段，由成本控制主体根据一定时期预先建立的成本管理目标，在耗费发生以前和成本控制过程中，对影响成本的各种因素和条件采取的一系列预防和调节措施，以保证成本管理目标实现的管理行为[①]。成本管理的目的是规范成本行为，降低成本水平，增加结余，维持医院的生存与发展。成本控制是加强成本管理的重要手段和环节，成本控制过程是发现薄弱环节、挖掘内部潜力、寻找一切可能降低成本途径的过程。

医院成本控制是指在一定时期内根据不同医疗服务项目的消耗，归集医疗服务支出，对成本形成过程中的一切消耗进行严格的计算、调节和监督，及时提示偏差，考核成本计划完成情况的一种经济管理活动。成本控制是医院经营管理的重要内容和手段，贯穿医疗服务活动的全过程[②]。实施有效的医院成本控制有利于资源的合理配置，是医院优化管理、提高经济效益、增强综合竞争力的重要途径，可以促进医院的可持续发展。卫生主管部门通过在本区域内全面推行成本控制工作，运用成本核算的手段，对本地区成本费用进行研究分析，实行公示，建立竞争机制，制定相关政策，以达到全面控制成本、优化资源配置、降低医疗费用的目的。

成本控制包括三层含义：一是对目标成本本身的控制，这与成本预测、成

---

① 程薇. 医院成本管理 ［M］. 北京：经济科学出版社，2012.
② 李新春，王晓钟. 医院成本管理 ［M］. 北京：人民军医出版社，2002：122－132.

本决策、成本计划密切相关；二是对目标成本完成的控制和过程的监督；三是在过程控制的基础上着眼于未来，为今后的成本控制指明方向[①]。根据控制时点的不同，成本控制可分为三种：事前成本控制、事中成本控制和事后成本控制。事前成本控制，又称前馈控制，是成本控制的第一阶段，包括成本预测、成本决策和成本计划。前馈控制作用于行动之前，在开始时就力争将问题或隐患予以排除。它是在制定目标成本之前，根据以往的实际成本，结合医院目前经济状况和未来发展趋势，进行成本的规划、决策，选择最佳成果方案，规划未来目标成本，编制成本预算，以利于成本控制的活动。事中成本控制作用于行动之中，随时将行动中的偏差予以纠正，是在成本发生过程中进行的一种过程控制。它是在医院成本形成过程中，根据事先制定的目标成本，遵循一定的原则，对各科室（部门）实际发生的各项成本进行严格的计量、监督，提示实际与预算的差异及其成因，并及时采取有效措施纠正不足，以保证原定的目标成本得以实现的活动。事后成本控制的目的在于将实际成本与计划成本、目标成本或标准成本进行比较，对发生的差异进行认真分析，查明差异发生的原因和责任的归属，据以评价，考核各责任部门、单位和个人的工作业绩，同时制订相应措施，消除不利差异，发展有利差异，着眼于未来，改进成本控制工作。成本控制的组织构架如图 2.1 所示。

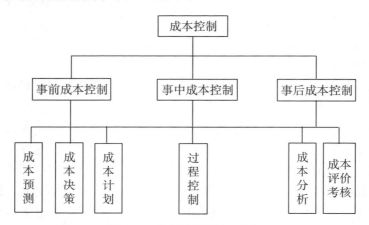

图 2.1　成本控制的组织构架

---

① 程薇. 医院成本管理 [M]. 北京：经济科学出版社，2012.

2.1.2　医院成本控制方法述评

国外与医疗行业有关的成本控制方法主要有以下两种：

（1）耶鲁大学卫生研究中心 Fetter[①]（1981）提出的 DRGs 方法。DRGs（Diagnosis Related Groups）译为疾病诊断相关分组。美国政府为了控制日益膨胀的医疗费用，于 1983 年在全国范围内实行了按诊断相关分组定额预付费制度（DRGs－PPS）的改革方案。DRGs 是一种运用统计控制理论的原理将住院病人归类的方法。它是根据国际疾病分类标准（ICD－10）的诊断码和操作码，参照出院时主要诊断、手术处置、年龄、性别、合并症或并发症、出院转归和住院时间等病情和诊治内容，采用聚类方法将临床特征、住院天数和医疗资源消耗近似的出院病人归类到同一诊断相关组，并规定各组的编码和制定各组相应的偿还费用标准的一种方法[②]。DRGs－PPS 的开展有利于减少平均住院日，尤其是患者术前的等待时间，在提高效率的同时降低了医疗费用。另外，DRGs－PPS 通过考虑主要反映病例特征的一些因素，如病人的主要诊断、次要诊断、主要手术、重要的合并症或并发症、年龄等，并根据病情的严重程度和医疗服务的强度对每个分组分别指定合理的价格，尽量避免给出的指导价格使医院负担过重而推诿病人。DRGs－PPS 因患者住院时间缩短，从而降低经营成本，也可节约卫生资源。由于对医疗费用的控制，减轻了患者的就医负担，提高了社会效益。

（2）美国波士顿（Boston）的 New England Medical Center（1990）提出另一种控制方法——临床路径，指出以护理部为发展中心，参加人员为临床医师及护理人员，临床路径用来代替护理计划（Nursing Care Plan）及作为护理人员照顾病人的参考。New England Medical Center 最先实施临床路径，有效降低了医疗费用。由于这种方法给医院带来了巨大的效益，因而成为发达国家目前广泛采用的一种医疗成本控制方法。New England Medical Center（1993）对临床路径的定义及目的进行了界定。临床路径（Clinical Pathway，CP）是指医疗机构的一组多学科专业人员（包括医师、临床医学专家、护士以及医院管理者等）共同制定的针对某一特定的疾病或手术的标准化的照顾计划，目的

---

① Fetter R B. 按诊断分类定额付款医疗收费制度的制定 [J]. 刘翠娥，译. 国外医学（卫生经济分册），1988，5（2）：40－45.

② 王小万，刘筱娴. DRGs 方法的原理与评价 [J]. 国外医学（社会医学分册），1990，7（2）：53－56.

是促进各专业协作配合，使患者得到最佳的服务，减少医疗资源的浪费[①]。临床路径依据循证医学的原则和方法，结合临床经验和总结对某种疾病或某种手术方法制定一种最优的治疗模式，让患者从进入医院到接受检查、治疗、手术和护理都按照单病种最优路径进行。当路径完成后，医务人员可根据临床路径的结果分析和评价每一例患者的差异，进一步优化和评价医疗服务流程，以此方式来控制整个医疗成本，改进医疗质量，提高医疗服务机构的运行效率。

我国传统的医院成本控制方法主要有以下两种：

（1）标准成本法。标准成本法是以标准成本为根据，将标准成本与实际成本进行比较，分析成本差异产生的原因和责任归属，采取成本控制措施，实现成本控制目的。其中最关键的是标准成本的制定。这种方法将成本的计划、控制、核算和分析集合在一起进行成本管理。

（2）责任成本法。责任成本法的管理理念重在管人，与传统成本管理重在管事相比，其关注的对象是负责资源使用情况的人。责任成本法的基本做法是确定责任中心、编制责任预算、区分各责任中心的可控与不可控费用、制定内部转移价格、定期进行业绩报告等。总之，责任成本法通过对责权利的严格划分，将成本指标层层分解到医院的各科室、各部门，各科室、各部门再将其层层分解到责任人，使每一项支出与职工的经济利益挂钩，促使职工发挥主观能动性。

随着新理论的引入，成本控制的方法有了新的发展，比较流行的是平衡计分卡法（Balanced Score Card，BSC）。平衡计分卡理论是卡普兰和诺顿在1992 年提出来的，是医院进行战略管理与执行的核心工具。平衡计分卡从财务、客户、内部运营、学习与成长四个维度，将医院组织的战略目标转换成可操作的衡量指标和目标值的一种新型绩效管理体系[②]。平衡计分卡是战略性绩效评价系统的主流方法，也是成本控制的重要手段。平衡计分卡将成本控制理念融入医院管理的各个环节，既提供了明确的方法实施步骤，又将医院的使命、策略、长短期目标、预算以及奖励制度等相结合。

总之，医疗成本控制是各国政府关注的重点领域，为了最大限度地发挥医院的职能，满足公民对医疗服务的需要，医院必须按照科学和经济规律办事，实行医院成本管理。国外医院成本控制更侧重于以何种支付方式来控制成本。

[①]　吴袁剑云，英立平. 临床路径实施手册 ［M］. 北京：北京医科大学出版社，2002.

[②]　薛辉，杨文胜. 平衡计分卡在医院绩效管理体系中的应用 ［J］. 统计与决策，2012（18）：183－185.

我国医院成本控制及运营体制与国外不同，应选择性地借鉴其经验教训，找到适合我国的方法手段。

2.1.3　医院成本控制研究现状

国外医疗服务行业对医院成本控制的探索自 20 世纪 80 年代至今，已有 30 多年的历史，其发展经历了三个阶段：预算、决算的医院成本控制阶段，成本核算体系的医院成本控制阶段和战略成本管理理念的成本控制阶段[①]。战略成本管理代表了当今成本控制的发展方向，其精髓体现在将医院战略与成本管理有机结合，围绕战略开发，集成管理会计、成本会计信息，实施成本功能的扩张与创新，实现成本领先，取得竞争优势。现今西方国家医院成本管理大多从战略高度对医院及与之关联的成本行为和成本结构进行分析，并根据医院的总体发展战略制定相应的措施。其目的不仅在于降低成本，更重要的是建立和保持医院持久的竞争优势。它并不以成本最小化为追求目标，而更注重持久竞争优势的取得和保持，甚至不惜牺牲短期利益。其成本控制的重心不只停留于主要作业，同时扩展到容易被忽视的辅助作业，以便全面、细致地分析和控制各部门内部及部门之间的成本。成本管理不再只局限于医院内部，还超越医院边界进行跨组织的成本管理，将成本管理的触角延伸到供应商和消费者。同时，其成本管理重在成本避免，它是从成本发生的源流来挖掘降低成本的潜力，立足于预防，是一种前瞻性的成本管理思想。总而言之，目前西方国家医院成本管理立足于战略管理的高度，从医院长远发展考虑，将成本管理与医院的发展战略结合起来，实施战略成本管理。

在我国，由于医院的公益性质，长期以来缺少对医院成本的关注，因此，我国对医院成本管理的研究也比较少。然而，由于在成本测算和控制水平上都与国外有很大差距，我国多数医院的成本研究侧重于对成本核算的研究，对成本控制管理的研究则仅局限于对成本控制措施建议的理论探讨以及成本控制的简单分摊测算，即使如此，我国学者对医疗成本控制的研究也一直在不断探索中。

在医院成本控制的定性描述研究中，彭奕等[②]（1999）比较和评价医院管

---

① 张培林. 成本控制研究在医院发展中的战略地位与作用——重庆九院创新发展理论与实践 [J]. 重庆医学，2009，1（38）：1-3.

② 彭奕，陈盛新，何志高. 成本核算在医院管理中的应用和发展 [J]. 第二军医大学学报，1999，20（7）：486-488.

理中各种成本核算方法的优劣，分析成本核算的发展趋势，提出成本预测、成本控制和成本评价是成本管理的发展趋势，搞好成本核算基础工作、加强医院内部管理是适应医保制度改革的必由之路。付晨等①（1999）介绍了医院科室成本、病种成本、项目成本、设备成本、标准成本的核算方法；总结了国内在实际成本与收费标准及标准成本的比较分析、成本内部构成分析、成本动态分析、量本利分析等方面进行的医疗成本分析研究；讨论了医疗成本的控制方法；并对研究有待完善之处作了探讨。张波等②（2007）指出，医院要想生存和发展，必须加强成本控制，建立一套标准成本控制系统，即通过成本的前馈控制、核算功能及反馈控制的有机结合，不断优化诊疗服务，降低医疗成本，有效提升医院核心竞争力。万红等③（2008）从完善医院内控制度、规范财务制度、利用信息化系统等方面讨论了公立医院成本控制的实施措施。张培林④（2009）以所属医院开展成本控制的实际经验和取得的成绩，讨论了成本控制研究在医院发展中的战略地位与作用。颜维华等⑤（2009）以平衡计分卡的四个维度为基础，按增量、优质、低耗三个方面，对医院与企业成本控制方法进行了对比研究，并结合实例，运用平衡计分卡作为管理工具，对医院成本控制的研究提供一些理论与实践参考。朱仕骅⑥（2010）分析了影响公立医院成本控制有效性的几个影响因素，提出对医院成本控制的一点看法和建议。祁莉芸⑦（2011）通过介绍欧美国家 DRGs 付费体系及其医院控制成本的做法，给我国医院在病种付费条件下如何有效控制医疗成本提出了一些建议。刘乐斌等⑧（2011）系统分析了国内外医疗成本控制研究，重点评述了国内医疗成本

① 付晨，徐元钊，董恒进. 国内医院医疗成本研究［J］. 中国医院管理，1999，19（12）：43－46.

② 张波，王宏伟，苍盛. 建立标准成本控制提升医院核心竞争力［J］. 中医药管理杂志，2007，15（8）：609－610.

③ 万红，徐周佳，蒋一鸣，等. 公立医院成本控制实践与探索［J］. 中国卫生经济，2008，8（27）：69－71.

④ 张培林. 成本控制研究在医院发展中的战略地位与作用——重庆九院创新发展理论与实践［J］. 重庆医学，2009，1（38）：1－3.

⑤ 颜维华，王毅，苏琦，等. 医院与企业成本控制管理的比较分析初探［J］. 重庆医学，2009，1（38）：27－28.

⑥ 朱仕骅. 公立医院成本控制有效性的影响因素分析及建议［J］. 时代金融，2010（5）：152－153.

⑦ 祁莉芸. 按病种付费方式及其医疗成本控制研究［J］. 现代经济信息，2011（13）：152－154.

⑧ 刘乐斌，陈俊国，李瑛，等. 中外医院医疗成本控制模式探析［J］. 中国医院管理，2011，31（5）：67－68.

控制体系的现状。王洁[①]（2012）认为成本控制是目前医院参与医疗体制改革的重要举措，建立适应医院实际情况的成本核算及成本控制机制十分重要，并从医院的实际情况出发，提出了几点完善医院成本控制体系的建议。唐晨[②]（2012）采用文献分析法，对公立医院成本管理研究成果进行分析，并在此基础上，对成本核算目标、成本核算对象、成本控制方法和成本管理理念提出了改进建议，为构建新补偿机制下公立医院的成本管理系统提供了思路。张慧英等[③]（2013）认为，不同伦理范式对医疗服务成本控制过程会产生不同的影响，医疗服务成本控制应遵循恰当的伦理范式，才能更好地履行医疗机构的宗旨和职责。陈财柳、蒋艺[④]（2013）认为，2012 年实施的新财务制度对公立医院财务管理提出了更高的要求，探讨新制度下的医院成本管理模式非常必要，并在成本核算、绩效考核、成本控制等方面提出了建议。

在成本控制的具体措施和方法方面，张慧英和李增笑[⑤]（2006）以医院公益化服务目标为出发点，以实现医疗服务价值链管理目标为基础，对医疗服务价值链的成本管理过程中的优化决策、目标确定和控制分析的方法及手段进行了探讨，提出了基于医疗服务价值链管理的成本管理新思路和新方法。邢秀贞、孟贤涛[⑥]（2008）通过对医院临床科室的成本构成加以分析，区分了医院临床科室的可控成本和不可控成本，在四级成本分摊方法上讨论了临床科室的可控成本范围和控制措施。陈力、蒋文弟[⑦]（2009）讨论了医院成本控制与临床路径的内在联系，认为通过实施临床路径方案加强医院成本控制、降低就医费用是一个值得尝试的选择。梁允萍、徐力新[⑧]（2010）就某医院成本控制机制建立过程中遇到的问题，结合组织行为学中组织变革的理论进行剖析，总结心得，探讨成本控制机制实施下的阶段做法，从具体案例的分析为同行医院成

① 王洁. 完善医院成本控制的思考 [J]. 财会研究，2012 (16)：43—44.

② 唐晨. 新形势下公立医院成本管理研究现状与展望 [J]. 现代医院管理，2012 (8)：1—3.

③ 张慧英，李增笑，水梅. 医疗服务成本控制过程伦理范式的选择 [J]. 医学与哲学，2013，34 (8)：64—67.

④ 陈财柳，蒋艺. 新财务制度下医院成本管理模式探讨 [J]. 现代医院，2013 (12)：127—129.

⑤ 张慧英，李增笑. 基于价值链的医疗成本管理探微 [J]. 中国卫生经济，2006，9 (25)：59—63.

⑥ 邢秀贞，孟贤涛. 四级成本分摊方法下临床科室的可控成本探讨 [J]. 中国卫生经济，2008，27 (12)：71—72.

⑦ 陈力，蒋文第. 医院成本控制与临床路径 [J]. 重庆医学，2009 (1)：19—20.

⑧ 梁允萍，徐力新. 改革背景下医院建立成本控制机制的实践：组织变革理论的实践应用 [J]. 中国卫生经济，2010，29 (5)：86—88.

本控制机制的建立带来启示。刘剑波、余洁鸥①（2014）认为，建立完善的科级成本核算与控制体系，有利于加强医院成本控制，提高经济效益，并从核算单元、核算项目、核算方法、内部价格、信息平台及配套规章制度方面阐述医院科级成本核算和控制需要把握的几个方面，指出了成本控制需理顺的几个关系。王琴、刘宏伟②（2016）认为，可利用成本分析数据对医院的战略规划、经营策略和内部管理进行完善，改变成本管理和控制的方式，以绩效考核为主要抓手进行成本控制，通过提高医疗质量和改善医疗服务流程来降低医院成本，优化医院的成本结构。

从上述可知，学者从各个角度运用各种方法手段对医疗成本控制进行研究，但总的来说，我国公立医院对医院成本控制的研究比较少，没有完整的成本控制体系，成本控制研究大多停留在理论探讨阶段，政策建议层面的研究较多，方法相对单一，操作性不具体，鲜有成熟的医疗成本控制体系。医疗诊治行为与企业生产过程不同，诊治行为面对特定的患者，变数较多，定额限制、标准成本难以执行，这也正是医院成本控制的难点所在。由于医疗诊治行为的特殊性，造成相应的成本控制管理复杂而艰难，严重制约了医院成本控制的发展和创新，成为部分医院忽视成本控制、舍弃成本控制的理由。公立医院作为一个独立运行的组织，资金和物资管理是其必备的要素，其效用高低的关键在于成本控制的力度和深度③。因此，只有对医院成本控制机制进行研究，以更好地核算和控制医院成本，提高医院管理能力和竞争能力，才能实现目前医院成本管理由经验型、粗放型向科学型和质量效益型的转变。

① 刘剑波，余洁鸥. 医院科级成本核算和控制需要把握的几个问题［J］. 经济研究导刊，2014（13）：181−182.
② 王琴，刘宏伟. 经济新常态下公立医院成本控制实证分析［J］. 中国卫生经济，2016，35（5）：87−89.
③ 韩晔. 预付制支付方式与公立医院成本控制的关联性思考［J］. 中国卫生经济，2014，33（8）：80−83.

2. 2 时间驱动作业成本法

2. 2. 1 基本理论：从 ABC 到 TDABC

20 世纪 80 年代，Kaplan 和 Anderson 提出了作业成本法（Activity－based Costing，ABC），这种被称为成本会计的一项革命性变革的方法在理论界和企业界掀起了研究和应用的热潮。ABC 以作业为成本分配的基本对象，把经营过程划分成一系列作业，通过对作业成本的计量间接计算出产品的成本。作业成本法的核心在作业上，它的核心理念是"成本对象消耗作业，作业消耗资源"，首先依据作业资源的消耗情况（资源动因）将资源的成本分配到作业，再依据作业对成本对象的贡献方式（作业动因）将作业成本追溯到产品[1]。这种方法一方面克服了传统成本计算中间接成本集合较少，且缺乏同质性的缺点；另一方面改变了以产量（或与产量有密切关系的人工工时、人工成本等）为单一分配基础的间接成本分配范围，增加了分配率的数量，较好地解决了现代企业生产特点下间接成本分配不合理的现象，提供了更加准确的成本信息，支持了企业决策。ABC 旨在为作业管理提供更为相关、相对准确的成本计算方法，从而提高成本核算的准确性及决策相关性。

随着学者和从业人员对 ABC 认识的深入，发现 ABC 不仅仅是一种改进了的成本计算方法，而且能更好地管理成本和作业等。这些结论不但导致了作业成本管理（ABM）的兴起，也引导了学者和管理人员去研究和思考 ABC 如何能够和其他管理方法的创新及改进举措相结合[2]。ABC 已经被证明是一个有价值的工具，在图书馆、酒店等服务组织多有运用。它有助于理解成本动因和识别那些比平均消耗更多的资源以及不增加价值活动的服务或流程。但实践 ABC 模型并不容易。例如，建立一个传统的 ABC 模型，需要花费大量成本和时间去访谈和调查员工，以设计初始的模型，并且需要采用主观且耗费精力的分配方法。在模型变更时，如改变处理程序和资源消耗、增加新的作业，订

---

① Cooper R，Kaplan R S. How Cost Accounting Distorts Product Costs ［J］. Management Accounting，1988，69（10）：20－27.

② 赵息、李亚光，齐建民. 时间驱动作业成本法述评：方法、应用与启示 ［J］. 西安电子科技大学学报（社会科学版），2012（5）：32－39.

单、渠道和客户的多样性或复杂性增加，维护和更新模型也很困难。这些问题一直都是广泛采用 ABC 的主要障碍。因此在 1996 年以后，ABC 的使用逐渐趋于冷淡，庞大的计算量和操作的繁杂使得其在实务界难以实施，难怪 Schoute 在《对 ABC 悖论的深思》一文中指出，ABC 在国际上的运用远逊于其理论支持者对它的高度期望[①]。

我们看到，ABC 的一个潜在缺点在于其庞大的计算量和操作的繁杂。Kaplan 和 Anderson（2004）为解决 ABC 运用中存在的主要问题，提出了时间驱动作业成本法（Time-driven Activity-based Costing，TDABC）[②]。时间驱动作业成本法通过活动消耗的时间来驱动资源成本直接分配到成本目标（如客户、部门、产品等），其实施的主要方法是确定有效资源能力（有效资源能力等于理论资源能力减去必要的闲暇、停工等）、计算单位资源能力成本、确定单位作业所需资源能力和计算单位作业成本。因此，时间驱动作业成本法消除了冗长且主观性较强的将资源分配到作业的阶段，在整个成本分配过程中只需要估计两个参数：成本动因分配率和每项作业消耗资源能力所占用的时间（即每项作业所耗费的成本）。其实施主要包括以下步骤[③]：

第一步，计算成本动因分配率，即用单位时间产能成本乘以每项作业所耗费的单位时间。估算单位时间产能成本，即产能成本率时，只需用总成本除以员工总的工作时间即可；每项作业所耗费的单位时间（可以建立时间等式）可以由管理者根据实际情况或通过观察进行估算。

第二步，计算每项作业所耗费的成本。只需要用每项作业的产能成本率乘以作业实际耗费的时间即可。随后，管理者还可以将实际提供的资源与总共耗用的产能进行比较，得出资源的实际利用率。

TDABC 的突破在于时间估计。通过运用时间等式准确地计量了经济交易的复杂性（例如操作交易的多样性）。时间等式更为精确地反映了时间如何参与到某项特定的作业中，它省去了耗费时间的、主观的采访—调查这个过程去定义库。它仅仅依靠简单的时间估计，例如，它可以根据管理者直接对于过程的观察来建立。TDABC 的另一个较大优势在于可以适应现代生活中各种业务

---

① Schoute M. De ABC-paradox nadir beschreibung [J]. Main Accountancy de Drifts Economic，2003（77）：332-339.

② Kaplan R S，Anderson S R. Time-driven activity-based costing [J]. Harvard Business Review，2004，82（11）：131-138.

③ 智坚. 传统作业成本法与时间驱动的作业成本法的对比研究 [J]. 金融会计，2013（8）：23-30.

的复杂性。如某作业库出现新增作业时，就只需对新增作业的每单位作业实需时间和单位时间成本做出估测，即可计算出总成本。

2.2.2　TDABC 的研究现状

自 Kaplan 和 Anderson 提出作业成本法（ABC）以来，Helmi 和 Tanju[①] 在 1991 年首次将 ABC 初步引入医疗领域，用于医疗服务成本核算。但是，在这个阶段，其提出的运用步骤依然沿袭以往在企业中应用的思路，没有深入结合医疗服务行业的特点。1993 年，加拿大的 Chan 创造性地将 ABC 与单位服务标准成本资料结合，从而确定单位服务标准全成本，揭示了 ABC 在医院成本核算分摊上精确、简单易行的天然优越性[②]。但是，他的研究中没有设计具体的推行方法制度，也没有对 ABC 在医院中的实际应用情况进行实验分析或跟踪研究。1995 年，Canby[③] 应用 ABC 测算了医院放射科及护士站的成本，并明确了 ABC 不仅是一种成本核算方法体系，而且是一种战略管理工具。随后，1996 年，加州大学伯克利分校的 Udpa[④] 在 Chan 等学者研究的基础上，突破了 ABC 实证研究的模式，结合医院服务的特点，在操作层面上实现了作业成本法的步骤化。1997 年，Baker 等[⑤] 运用 ABC 核算了手术室的成本，但这些研究大多仅限于 ABC 在医院某个部门的应用。Michael W. Maher 和 M. Laurentius Marais[⑥]（1998）认为，在有交叉和不可分割的成本时，作业成本法和传统成本法都是有缺陷的。Eisenstein E L[⑦]（1999）按病种标准（计划）成本考核作业完成情况，反馈医疗质量，并根据不同医疗服务作业的消耗，分

①　Helmi M A，Tanju M N. Activity-based costing may reduce costs，aid planning [J]. Health Care Financial Management，1991，45（11）：95—96.

②　Chan Y C. Improving hospital cost accounting with activity-based costing [J]. Health Care Management Review，1993，18（1）：71—77.

③　Canby J B. Applying activity based costing to healthcare settings [J]. Health Care Financial Management，1995，49（2）：5022—5426.

④　Udpa S. Activity-based costing for hospitals [J]. Health Care Management Review，1996，21（3）：83—96.

⑤　Baker J J，Boyd G F. Activity-based costing in the operating room at Valley View [J]. Journal of Health Care Finance，1997，24（1）：1—9.

⑥　Michael W M，Laurentius M M. A field study on the limitations of activity-based costing when resources are provided on a joint and indivisible basis [J]. Journal of Accounting Research，1998，36（1）：129—142.

⑦　Eisenstein E L. The use of patient adjusted control charts to compare in hospital costs of care [J]. Health Care Management，1999（2）：193—196.

配医疗服务资源，从而促使管理人员参与并从源头控制成本，减少无效或低效作业，合理配置资源，规范医疗行为，控制医疗费用。Tanaka K[①]（2004）认为，ABC 在医疗行业的应用适用于单病种成本核算，即医院将单病种发生的各项费用按作业成本法加以记录，在一定时期内进行汇集、计算、分析和评价，以确定一定时期内各病种的医疗服务成本水平。Eddy Cardinaels 等[②]（2004）的调查表明，医院应用作业成本法的驱动因素与其他产业不同，医院应考虑对现有成本系统问题的认识、医疗团队对成本系统应用的支持、主治医生内部财务协议的类型因素。Marvin 等[③]（2005）认为，只有应用收益高于成本，管理层充分支持并和员工充分交流时，作业成本法才能顺利施行；作业成本法配合单元的标准成本结构和病种的标准治疗方案，能帮助管理者辨别亏损项目。Ayse Necef Yereli[④]（2009）指出，采用作业成本法测算的成本信息更准确，能够更好地促进医院成本管理。虽然作业成本法有诸多优点，但其使用条件严格。ABC 要求按照作业划分，而许多成本会计方法不能在作业的基础上区分成本，这也许是 ABC 难以实施的原因之一。尽管 ABC 在成本分类、成本习性、作业区分以及成本动因管理上发生了转变，但是它仍然是对传统完全成本方法上的一种扩展[⑤]。

　　TDABC 的出现，针对性地克服了 ABC 实际运用过程中费时、昂贵、不准确且难以更新等缺点，得到了众多学者和从业人员的支持，在国外已有多家公司成功实施了时间驱动作业成本法，并取得了良好效果。物流、医疗、酒店、图书馆等服务行业是 TDABC 应用的主要领域。在物流领域，Bruggeman 等[⑥]（2004）认为，TDABC 比 ABC 更适合应对物流业务的复杂性，有利于增

---

①　Tanaka K. Cost accounting by diagnosis in a Japanese university hospital [J]. Journal of Medical Systems，2004（28）：5—9.

②　Eddy C，Filip R，Gustaaf V H. Drivers of cost system development in hospitals：results of a survey [J]. Health Policy，2004（69）：239—252.

③　Marvin E，Gonzalez G Q，Rhonda M，et al. Building an activity—based costing hospital model using quality function deployment and benchmarking [J]. Benchmarking：An International Journal，2005，12（4）：310—329.

④　Ayse N Y. Activity—based costing and its application in a turkish university hospital [J]. AORN Journal，2009，89（3）：573—576，579—591.

⑤　赵息，李亚光，齐建民. 时间驱动作业成本法述评：方法、应用与启示 [J] 西安电子科技大学学报（社会科学版），2012（5）：32—39.

⑥　Bruggeman W，Moreels K. Activity—Based Costing in Complex and Dynamic Environments：The Emergence of Time—Driven ABC [J]. Controlling，2004，16（11）：597—602.

强公司盈利能力。Everaert 等① (2008) 也认为，TDABC 能提供比 ABC 更准确的成本信息。Hoozée 和 Bruggeman② (2010) 提出，TDABC 的运用需要考虑员工集体参与管理和领导类型的影响。在酒店领域，Dalci，Tanis 和 Kosan③ (2010) 通过研究认为，TDABC 更有利于顾客盈利能力分析，并且能反映闲置资源的成本。在图书馆的运用中，Pernot，Roodhooft 和 Van den Abbeele④ (2007) 认为，TDABC 能够清楚反映馆际合作服务成本，并且有助于降低服务成本。Stouthuysen 等⑤ (2010) 也利用 TDABC 深入分析了藏书获取过程成本动因，并能够提供相关过程改进的决策指导。总的来说，有关 TDABC 的研究文献较少，并较集中于其与 ABC 在计算步骤、优缺点、信息准确性和相关性等的比较上，有关 TDABC 应用方面的文献也主要是有关两种方法的比较。虽然 TDABC 简化了 ABC 的计算和使用，能够提供更准确的成本信息，更能应对复杂的商业环境，更有利于盈利能力分析，但 TDABC 没有获得与 ABC 一样的关注⑥。TDABC 的最大贡献在于，通过时间方程更能应对复杂的作业流程，是一种快速有力的盈利能力分析工具，更适用于以劳动时间为主要成本动因的服务业。

在医疗领域，TDABC 的运用也引起了学术界极大的关注。最具影响的是提出 TDABC 方法的 Kaplan 教授和著名的波特教授于 2011 年 9 月在 *Harvard Business Review* 上发表的 "How to Solve the Cost Crisis in Health Care" 一

---

① Everaert P，Bruggeman W，Sarens G，et al. Cost modeling in logistics using time－driven ABC：Experiences from a wholesaler [J]. International Journal of Physical Distribution & Logistics Management，2008，38 (3)：172－191.

② Hoozée S，Bruggeman W. Identifying operational improvements during the design process of a time－driven ABC system：The role of collective worker participation and leadership style [J]. Management Accounting Research，2010，21 (3)：185－198.

③ Dalci I，Tanis V，Kosan L. Customer profitability analysis with time－driven activity－based costing：a case study in a hotel [J]. International Journal of Contemporary Hospitality Management，2010，22 (5)：609－637.

④ Pernot E，Roodhooft F，Van den Abbeele A. Time－driven activity－based costing for inter－library services：a case study in a university [J]. The Journal of Academic Librarianship，2007，33 (5)：551－560.

⑤ Stouthuysen K，Swiggers M，Reheul A，et al. Time－driven activity－based costing for a library acquisition process：A case study in a Belgian University [J]. Library Collections，Acquisitions，and Technical Services，2010，34 (2)：83－91.

⑥ 赵息，李亚光，齐建民. 时间驱动作业成本法述评：方法、应用与启示 [J]. 西安电子科技大学学报 (社会科学版)，2012 (5)：32－39.

文，分析了在医疗领域运用 TDABC 的可行性和优势。Kaplan 和 Porter[①] 认为，基于 TDABC 的原理，对于每个流程步骤，只需要估计两个参数：流程中使用各资源单位时间的成本、病患使用各资源的时间。将两个数字相乘，就能得到病患使用该资源的成本，这为在医疗领域建立新的成本核算系统提供了新思路。随着这一新思路的提出，近年来围绕 TDABC 在医院的运用研究悄然兴起。在查阅到的有限的几篇文献中，Demeere，Stouthuysen 和 Roodhooft[②]（2009）认为，TDABC 比 ABC 更适合处理问诊医疗服务成本，有利于降低服务成本，指出 TDABC 是一种非常有效的、准确的计算急诊服务成本的工具。William 等[③]（2012）通过研究认为，在波士顿儿童医院的整形外科手术中利用 TDABC 进行成本核算是可行的，并讨论了利用 TDABC 的路径和注意事项。Katy E. French 等[④]（2013）对术前评估中心工作流程改进前和改进后的成本、时间等进行了比较研究，提出利用 TDABC 可以评估和量化流程改善的价值。A. L. Kaplan 等[⑤]（2015 年）运用 TDABC 的原理，计算住院病人和门诊病人前列腺肥大（BPH）的治疗成本，并结合结果，确定 BPH 的医疗价值。

在国内，研究文献更多的是关于 ABC 在医院成本核算中的应用。黄坚、王佳波、古莲香[⑥]（2008）认为，将作业成本法引入医院成本核算中，可以使医院成本管理的手段更为先进、科学。作业成本法的应用源于制造业，然而由于医院具有更高比例的共同间接费用，作业成本法在医院也应该具有广阔的应用前景。应按照作业成本法的指导思想，以作业为核心，结合医院实际情况，构建关于作业成本法的医院成本核算模式，并在开展作业成本管理的过程中结

① Kaplan R S，Porter M E．How to solve the cost crisis in health care [J]．Harvard Business Review，2011（9）：46－52．

② Demeere N，Stouthuysen K，Roodhooft F．Time－driven activity－based costing in an outpatient clinic environment：Development，relevance and managerial impact [J]．Health Policy，2009（92）：296－304．

③ William P，Hennrikus B A，Peter M，et al．Inside the value revolution at children's hospital Boston：time－driven activity－based costing in orthopaedic surgery [J]．The Harvard Orthopaedic Journal，2012（14）：50－57．

④ Katy E F，Heidi W A，John C F，et al．Feeley a Measuring the value of process improvement initiatives in a preoperative assessment center using time－driven activity－based costing [J]．Healthcare，2013（1）：136－141．

⑤ Kaplan A L，Garwal N A，Setlur N P，et al．Measuring the cost of care in benign prostatic hyperplasia using time－driven activity－based costing（TDABC）[J]．Healthcare，2015（3）：43－48．

⑥ 黄坚，王佳波，古莲香．作业成本法在医院成本管理中的应用 [J]．中国卫生经济，2008（10）：65－66．

合自身实际情况分步骤地实施。周绿林、孙寅秋①（2011）就作业成本法应用于医院成本核算的可行性和必要性进行了分析。在此基础上，以江苏省某医院为例设计了医院实施作业成本法的流程，指出了医院实施作业成本法应注意的问题。汪丹梅、王岚②（2011）在研究医院现有成本核算模式的基础上，引入了作业成本理论，拟在综合医院成本核算与管理中运用作业成本法，并提出 2 个层次 7 个步骤的医疗服务项目成本核算方案，构建了一种新型的医疗服务项目成本核算模式。郑万会等③（2013）采用作业成本法确定成本对象和成本类别，分析作业和成本动因，明确作业中心，确定间接成本集合，进行成本分析，最终进行核算，探讨新医改背景下医疗项目成本核算的思路、方法及模式。

运用 ABC 的文献还有一些，但总的来说，采用 ABC 进行项目成本核算是一项复杂、缜密的系统工程，它几乎涉及医院的所有层次和部门，需要会计人员、管理人员、医务人员、业务人员、行政管理人员和其他人员的通力合作。绘制项目级管理流程，对各环节进行相关性分析，划分作业，建立作业及作业中心，选择代表成本动因（资源动因和作业动因），这也是成功运用 ABC 进行项目作业成本核算的基础和关键，但可操作性值得商榷。因此，在实务中，很少有 ABC 实施的案例。

TDABC 的方法，也引起了国内学者的注意。在目前仅有的几篇文献中，黄成礼、朱微微④（2009）讨论传统作业成本法与时间驱动作业成本法的区别，同时提出辅助作业的计算和分摊方法，以科室内核算任意病人的护理成本为例，介绍时间驱动作业成本法在医疗领域的应用。王洁、郭玉海、戴智敏⑤（2013）探讨了 TDABC 在医院全成本核算中的运用，通过建立基于 TDABC 的全成本核算分摊模型，为完善医院成本管理体系提供了有益的参考和依据。智坚⑥（2013）将传统的 ABC 与 TDABC 进行了对比研究，认为将时间与成

① 周绿林，孙寅秋. 医院实施作业成本法的流程设计［J］. 会计之友，2011（11）：30－32.

② 汪丹梅，王岚. 基于作业成本法的医院医疗服务成本核算研究［J］. 商业会计，2011（5）：49－51.

③ 郑万会，王毅，费霄霞，等. 医疗项目成本核算的思路与方法探讨［J］. 中国卫生经济，2013，32（4）：81－83.

④ 黄成礼，朱微微. 以时间驱动作业成本法核算病人护理成本方法探索［J］. 中国医院管理，2009（2）：60－62.

⑤ 王洁，郭玉海，戴智敏. 估时作业成本法在医院全成本核算模式中的应用［J］. 中国卫生经济，2013，32（10）：90－92.

⑥ 智坚. 传统作业成本法与时间驱动的作业成本法的对比研究［J］. 金融会计，2013（8）：23－30.

本会计相结合所得到的 TDABC 可以很好地推动企业重视时间这一未来竞争资源，TDABC 是一种较先进的成本管理方法。宋喜国等①（2015）通过采用 TDABC 结合传统成本核算方法，选择腹膜透析诊疗项目进行了成本测算，得出将 TDABC 应用于医疗项目成本测算具有简单、快捷、准确等优势。

由此，从上述国内外研究的现状可以看出，TDABC 的贡献和影响已经逐步引起学者的兴趣和关注，并正在逐步探讨中，但这方面的研究还处于起步阶段。其一，我国还没有在医院的研究和应用成果，多数文献只是介绍怎么运用 TDABC，并且这些文献都只是探讨了 TDABC 在现有成本核算模式下运用的可行性，并没有对具体的操作方法进行深入的探讨，缺乏具体的数据支撑，也没有 TDABC 更有利于盈利的分析。其二，从 TDABC 的角度对医院进行成本控制的研究几乎处于空白阶段。因此，本书将运用实际收集到的数据，探讨 TDABC 在医院运用的成本核算的具体操作步骤，充分验证 TDABC 在医院实行的有效性以及产生的影响和取得的成效。并在此基础上运用 TDABC 进行医院成本控制研究，建立科学合理、方便可行的成本控制新机制。

---

① 宋喜国，姚丽平，柏鹰，等. 基于 TDABC 的 2012 版腹膜透析诊疗项目成本测算研究 [J]. 中国卫生经济，2015，34 (11)：90—92.

第3章　基于 TDABC 的医院成本控制的运行前提研究

3.1　医疗成本的特征分析

医疗成本是医疗卫生服务过程中所发生的物化劳动和活劳动耗费的货币表现。医院的诊治行为与企业生产过程是不同的，其成本具有一定的特殊性。作为属于公益性事业单位的公立医院，在预算管理中是国家差额拨款单位，然而这部分差额拨款已经很少，医院的资金资本增量和循环主要依靠医疗服务取得。另外，医院又在市场经济环境中运作，由于医院的公益性，不能以追求利润最大化为目标，还常要承担无经费补偿的政府指令性任务和人道主义救助行为。因此，医院是"公益"和"市场"两条腿走路，其成本相对于其他组织而言，具有特殊性。

1. 医疗成本的后置性

企业的产品成本，是将产品生产过程中所耗费的直接生产费用和间接费用等对象化到产品成本中，在产品生产完工入库后，就可以核算出每种产品的成本。也就是说，企业为消费者提供产品时，其产品成本是事前确定的。而医院是有患者才能有医疗服务，医院无法储存医疗服务，其服务成本是在服务完成后形成的，具有后置性。

2. 医疗成本的无形性

医疗服务与其他服务不同。医院是一种技术密集型和知识密集型的服务组织，所提供的医疗服务主要包括为患者提供的门诊、手术和住院等服务。医疗服务除了物质投入外，更多的消耗是医务人员的技术、知识、经验等。而技术、知识、经验等是一种无形资产，确认和计量都有一定难度。

3. 医疗成本的难测性

医患关系是一种服务与被服务的关系，但这种关系不同于一般意义上的服务与被服务关系，有其特殊性。虽然医疗服务在事前需许多烦琐的准备工作，但此时服务并未提供。医疗机构提供的医疗服务和患者的医疗消费过程是同时发生的，只有当患者开始消费时，医疗服务才能提供。并且，在医疗服务过程中，医院的各项服务总是视病人需要而向病人提供的，同一医疗服务的成本费用会因为面对服务对象的不同而有所不同。定额限制、标准成本难以执行，存在着较多的变数。

4. 医疗成本的多维性

医疗技术服务不同于一般企业提供的服务，其特点之一就是具有多维性。每一项医疗技术和服务的提供，都会因患者对医疗服务的需求时间、选择方式、治疗程序等不同而使医疗服务的成本产生很大区别，即医治同一种疾病的不同患者，会因其患病历史、家族遗传、患者体质等不同，致使医疗成本项目及金额多寡不一[①]。

从 TDABC 的理论阐释中，我们知道，在运用 TDABC 时，整个成本分配过程中只需要估计两个参数：资源能力成本率和每个活动消耗资源能力所占用的时间。这样一来，成本的确立涉及医务工作人员对病人的服务时间，不同的患者如果服务时间不同，服务成本也会有所不同，这正好可以解决医疗成本的难测性。除此之外，TDABC 亦可解决医疗成本的多维性。即便是同一种病种，不同病人的需求不同，治疗方案不同，占用的为病人服务的时间和资源也就不同，这样就可以核算出为不同病人服务的成本。因此，运用 TDABC 对医院成本控制进行研究，能充分考虑到医院成本的特殊性，解决长期以来医院成本测算的难点，较好地与医院成本的特点相结合。

3.2 基于 TDABC 的医院成本核算研究

成本核算是医院成本控制的前提，是建立医院成本控制机制的基础。成本核算的目的是掌握医院所耗费的资源，从而为成本效益分析和降低成本提供基础数据和来源。成本控制离不开成本核算，成本控制必须步步以成本核算为依据，将两者紧密结合在一起，才能找到成本控制的重点和方法，更好地对成本

---

① 曲卫民. 我国公立医院成本管理问题研究 [J]. 统计与管理，2011 (4)：30−31.

进行控制，提高医院成本管理水平。

3.2.1　我国医院成本核算现状

我国医院成本核算是伴随我国对卫生经济的关注而产生，并随着社会发展和医疗体制改革的要求而不断发展的。从 20 世纪 80 年代起，我国公立医院开始借鉴企业经验实行成本核算，由最初的探索，到如今的医院成本核算体系的初步建立，尤其是 2010 年 12 月财政部、国家卫生健康委员会联合发布新的《医院财务制度》以来，各地医院积极推进各自的全成本核算之路，并向项目成本、病种成本核算逐步迈进。新制度重点强化了对成本管理的要求，政府及医疗管理机构也认识到成本管理的重要性，并且开始尝试将成本核算的数据应用到政策制定中，这样也进一步促进了成本核算的发展。

医院成本主要包括医院总成本、科室成本、医疗服务项目成本、病种成本、床日和诊次成本。现阶段，我国医院成本核算分为三个层次[①]：一级核算，以医院为核算对象，核算内容为医院总成本，用于反映医院的收支情况和经济管理水平；二级核算，以科室为核算对象，核算内容为科室各类消耗支出，用于求得科室总费用，找出经营问题的症结所在，同时它也是医疗项目成本核算和病种成本核算的基础；三级核算，以医疗项目或病种为核算对象，在二级核算的基础上，科学地归集和分配项目成本和病种成本。但是目前国内大多数医院只停留在院级成本核算的阶段，即便部分医院开始了科室级的成本核算，也只是对部分成本进行核算。根据调查，尚有 39% 的医院未将成本核算细化到医疗项目级，无法真正反映科室收益情况，而仅实行一种粗放型的成本核算方式，无法对具体项目和科室进行精细化核算。因此，需建立起以三层次成本核算（即院级成本、科室级成本、医疗项目级成本）为核心的成本管理系统层次结构[②]。总之，我国公立医院在成本核算上存在一定缺陷，没有真实反映医疗项目成本、病种成本和诊次成本，医辅科室成本和管理费用的分摊也没有合理的基础，多数医院开展的是不完全的成本核算。同时，成本核算基础资料和档案记录利用价值不高，成本核算结果沦为科室奖金考核的依据，没有起到成本信息的决策支持作用。近四成医院没有细化到三级核算，不符合医院精

---

① 付晨，徐元钊，董恒进. 国内医院医疗成本研究 [J]. 中国医院管理，1999，19（12）：43—46.

② 汪丹梅，谭彦璇，唐宝国. 从事后核算到过程控制的医院全成本管理研究 [J]. 会计之友 2014（4）：54—58.

细化管理的需求。

在医院成本核算的理论探讨方面，通过对近年来现有医院成本核算研究文献进行梳理，总结出比较有代表性的文献如下：谢娟、何钦成[①]（2009）对我国医院成本核算的研究现状进行总结分析，提出了目前医院成本核算尚存在的问题，并认为医院成本核算的发展趋势是以病种核算为主的成本核算体系。胡守惠[②]（2010）从医院成本管理的目标出发，分析了政府部门及医院管理者对成本信息的需求，并根据成本会计理论，结合医院业务活动的实际，对成本对象、成本项目及成本分摊方法等进行选择，建立符合医院实际的成本管理系统。孙晋科、熊林平[③]（2012）通过文献检索，分析近 20 年来有关医院成本核算研究的论文，探讨我国医院成本核算研究的演进和发展，提出医院成本核算的趋势是由不完全成本核算向全成本核算管理发展，由单纯的会计核算向科室核算、病种核算、医疗项目核算发展。郑大喜[④]（2012）依据新《医院财务制度》和《医院会计制度》对公立医院加强成本核算的要求，以探讨公立医院开展全成本核算为切入点，提出以下建议：建立全成本核算组织机构，开发医院全成本信息系统和配套模块，进行科室成本的三级分摊，提供不同层面、不同角度的成本会计报表。通过以上研究可以看到，各个学者在理论上都认为成本核算应该细化到三级项目，但在实际操作中却存在一定的差距。

综上所述，目前我国医院成本核算多采用全成本核算法，形成医院总成本、科室成本的二级核算体系。而医院核算成本的数据总是从医院本身的角度按已经发生的费用核算，医院总成本、科室成本这些数据是总括的、粗略的。针对科室总成本，绝大多数医院没有分解到三级医疗项目上，即便有些医院进行了分解，也没有统一的方法。就目前的状况而言，缺乏精细化的成本数据已是不争的事实。服务对象成本的具体化、精细化，能对合理定价提供依据，也是政府补偿和保险支付的基础。那么，有没有一种方法，能从服务病人的角度核算出服务每个病人的具体成本呢？利用 TDABC，可以试图找到解决这一问题的途径，建立成本项目精细化、科学化的核算体系。建立新的成本核算体系的目的是提高提供给病患的价值，这个价值不仅体现在成本上，更体现在取得

---

① 谢娟，何钦成. 我国医院成本核算的研究现况及发展趋势 [J]. 中国卫生经济，2009（6）：73—75.

② 胡守惠. 医院成本核算若干基本问题研究 [J]. 会计之友，2010（6）：53—55.

③ 孙晋科，熊林平. 我国医院成本核算研究探讨 [J]. 中国卫生统计，2012（29）：268—269.

④ 郑大喜. 新《医院财务制度》和《医院会计制度》下的全成本核算研究 [J]. 中国卫生经济，2012，32（11）：82—84.

的成效上。

3.2.2　TDABC 应用于医院成本核算的方法和步骤

时间驱动作业成本法（Time－driven Activity－based Costing，TDABC）在成本分配时，只需要计算两个参数：一是单位时间消耗的资源成本，此为资源时间成本动因率；二是单位作业或客户消耗的时间，此为作业时间成本动因率。将资源时间成本动因率与作业时间成本动因率相乘，即可得单位作业或客户所消耗的资源成本。TDABC 的一个较大优势在于可以适应现代生活中各种业务的复杂性。如某作业库出现新增作业，就只需对新增作业的每单位作业实需时间和单位时间成本做出估测，即可计算出总成本。

TDABC 应用于医疗领域时，只需要医疗提供者在每个流程步骤中估计两个参数：流程中所用各种资源的单位产能成本和病患使用各种资源的时间。下面从一个简化的例子来看在医疗环境中是如何运用 TDABC 的。

计算病人 A 在门诊看病的总成本。假设病人 A 经历的流程和路径中只需要使用到三种资源：行政人员 J、护士 K 和医生 P。根据需要估计的参数，估计出病人在行政人员 J 处花了 20 分钟，在护士 K 处做初检花了 25 分钟，在医生 P 处检查与诊断的时间为 10 分钟。此时分别计算行政人员 J、护士 K、医生 P 的产能成本。以护士 K 为例，计算护士 K 的成本，不仅包括其薪酬福利，还要加上其在服务病患时所需相关资源成本，比如员工监督、空间、设备、通信等成本。

护士 K 每月总成本如表 3.1 所示。

表 3.1　护士 K 每月总成本

总薪酬	68000 元
管理成本	8800 元
占用资源成本	13760 元
护士 K 每年总成本	90560 元
护士 K 每月总成本	7547 元

护士 K 每月工作的时间如表 3.2 所示。

表 3.2　护士 K 每月工作的时间

起算	一年 365 天
减周末天数	104 天
减度假天数	20 天
减法定假日	12 天
减病假天数	5 天
护士 K 每年工作的时间	224 天
护士 K 每月工作的时间	18.7 天

护士 K 每天服务病患的时间如表 3.3 所示。

表 3.3　护士 K 每天服务病患的时间

起算	每个工作日可用 7.5 小时
减休息时间	0.5 小时
减开会、培训、参与教学时间	1 小时
护士 K 每天服务病患的时间	6 小时

则护士 K 每月服务病患的时间为 $18.7 \times 6 \times 60 = 6732$（分钟），以每月总成本除以每月服务病患的时间，得出护士 K 的产能成本为 $7547 \div 6732 \approx 1.12$（元/分钟），即护士 K 的产能成本为 1.12 元/分钟。同理，可计算出行政人员 J 和医生 P 的产能成本。如果计算得出行政人员 J 的产能成本为 0.75 元/分钟，医生 P 的产能成本为 5 元/分钟，则可计算得出病人 A 看病的总成本，具体见表 3.4。

表 3.4　病人 A 看病的总成本

行政人员 J	20 分钟×0.75 元/分钟
护士 K	25 分钟×1.12 元/分钟
医生 P	10 分钟×5 元/分钟
病人 A 看病的总成本	93 元

由上可知，病人 A 看病的总成本为 93 元。

参考这个简化的例子的计算步骤，我们可以解决医疗中几乎所有的成本问题。由此，衡量成本具体实施方法有以下几个步骤：

（1）选定医疗状况。首先需要明确计算成本的是哪种病况或病种，包括在疗程期间所有的合并症和并发症，并定义疗程的起始和结束时间。

（2）规划疗程中各项活动的流程图。流程图中涵盖病患在疗程中采用的主要路径，包含路径上涉及的所有产能供应资源，其中包括直接和间接使用的资源。

（3）获得各活动的时间估计值。病人在流程的每个步骤中花费的时间或估计使用各个资源的时间。

（4）估计提供各种医疗资源的成本。估计病患的疗程中各种相关资源的直接成本，以及必须考虑的间接成本和辅助成本。

（5）计算出每个病患疗程的总成本。直接将各病患流程中用到的各个资源的产能成本（包括相关的辅助成本）乘以病患使用该资源的时间，算出这个流程中医疗病患的成本。加总病人各个流程所用的成本，就是医疗病患的总成本。

设 $C(t)$ 为成本函数，r 为每位员工的服务成本，t 为服务时间，TDABC 的核算模型可表述为

$$C(t) = \sum_{i=1}^{n} r_i t_i$$

在这个模型中，r 的确定是关键，r 是每位员工的服务成本，也可以理解为每位员工占用资源的成本，这些资源有人力成本、房屋折旧、设备折旧、动力消耗、维修费用、低值易耗材料费等。在计算资源成本时，如何分摊间接成本和辅助成本是个值得注意的问题，也是实施 TDABC 过程中的关键。下面将用案例演示 TDABC 在项目成本核算中的具体使用方法和过程。

3.2.3 基于 TDABC 的医院成本核算案例研究——运用 TDABC 核算病人在 CT 检查中的成本

3.2.3.1 建立 CT 检查作业流程图

我们以 A 医院的 CT 平扫检查为例，通过实地考察，确定了该医院的 CT 平扫检查流程。

CT 平扫检查流程如图 3.1 所示。

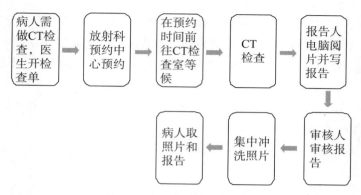

图 3.1　CT 平扫检查流程图

CT 平扫检查中的人工流程如图 3.2 所示。

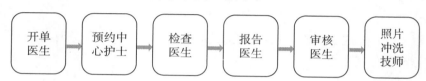

图 3.2　CT 平扫检查中的人工流程

在 CT 平扫检查中与医技相关的作业流程如图 3.3 所示。

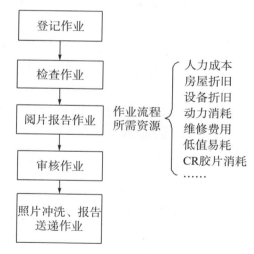

图 3.3　CT 平扫检查中的作业流程

3.2.3.2　测算流程中各作业所需时间

首先，阐明作业所需时间的计算过程。

估计各个医疗提供者或其他资源在流程的每个步骤中花多少时间在病患身上，如果流程时间短，病患之间差异不大，建议使用标准时间，而不是投入资源来记录实际的时间，如流程中的登记作业；如果病患质检有差异，难以预测，则需要测量实际的时间，尤其是牵涉多位医生和护士的复杂的医疗活动，如大型手术。

接着，计算不同作业所需的具体时间。

在整个 CT 平扫流程中，除了检查作业的具体时间外，通过访谈、现场观察及专家咨询等得到其他作业所需时间，其中登记作业需要 1 分钟，阅片报告作业需要 5 分钟，审核作业需要 7 分钟，照片冲洗、报告送递作业需要 5 分钟。

为了取得检查过程所需要的准确时间，笔者收集了一台 CT 机平扫 5 天的数据，见附录 1。CT 平扫记录共 800 条，删除了病人类型为 VIP 的记录 1 条，因此按检查个数进行分析的数据量为 799 条。按检查个数分析各项时间的均值、标准差等详见表 3.5。表 3.6 的单因素方差分析结果表明，检查项目个数不同，病人的调整时间、平扫时间存在显著性差异，但准备时间不存在差异。

表 3.5　CT 平扫各项时间的描述性统计分析（检查个数）

各项时间	检查部位个数	N	均值	标准差	标准误差	极小值	极大值
准备时间	1	704	32.81	68.488	2.581	1	1229
	2	79	26.38	25.217	2.837	4	146
	3	16	43.56	36.893	9.223	9	135
	总数	799	32.39	65.009	2.300	1	1229
调整时间	1	704	34.09	19.221	0.724	4	175
	2	79	33.81	16.544	1.861	2	87
	3	16	49.81	19.374	4.844	21	79
	总数	799	34.37	19.083	0.675	2	175
平扫时间	1	704	47.30	23.475	0.885	7	380
	2	79	55.18	29.799	3.353	9	188
	3	16	121.38	54.964	13.741	54	246
	总数	799	49.57	27.204	0.962	7	380

表 3.6 CT 平扫各项时间的单因素方差分析结果（检查个数）

项目		平方和	df	均方	F	显著性
准备时间	组间	4972.387	2	2486.194	0.588	0.556
	组内	3367520.885	796	4230.554		
	总数	3372493.272	798			
调整时间	组间	3897.380	2	1948.690	5.410	0.005
	组内	286701.476	796	360.178		
	总数	290598.856	798			
平扫时间	组间	88594.083	2	44297.041	70.243	0.000
	组内	501978.218	796	630.626		
	总数	590572.300	798			

将 CT 平扫过程中的各项时间进行汇总后，得到检查时间（秒），见表 3.7。

表 3.7 CT 平扫各阶段所需时间

检查部位个数	准备时间（秒）	调整时间（秒）	平扫时间（秒）	合计（秒）
1	32.81	34.09	47.30	114.20
2	26.38	33.81	55.18	115.37
3	43.56	49.81	121.38	213.75

运用 TDABC 时，出于实际操作及可行性的考虑，我们在时间单位的选择上，以分钟为单位。因此，通过对数据的分析和汇总，我们可以得到这样的结果：如果平扫 1、2 个部位，平均检查时间为 2 分钟；如果平扫 3 个部位，平均检查时间为 4 分钟。在 A 医院做平扫时，通常有一个医生和一名护士参与。汇总以上数据，我们得到整个平扫流程中所需人员和所用时间的资料，见表 3.8。

表 3.8 CT 平扫流程中所需人员和时间

作业名称	登记	检查	阅片报告	审核
人员数量	护士 1	医生 1 护士 1	医生 1	医生 1
所用时间（分钟）	1	2（1、2 个部位） 4（3 个部位）	5	7

3.2.3.3　测算流程中的员工服务成本

1. 确立 A 医院 CT 科室成本库

由基本工资、绩效工资、一次性耗材、X 光片耗费、水电费、大型设备折旧、房屋折旧、设备维修、其他折旧、洗涤费、办公费用等构成了 A 医院 CT 科室成本分类账。

通过与财务人员和 CT 科室工作人员进行长时间的沟通，最后确定了 A 医院 CT 科室现有成本分类账中的各种项目的确切意义，经过不断地协商总结和整合，最终确定 A 医院 CT 科室成本库包括员工薪酬成本、固定资产折旧、卫生材料费、业务费、办公费以及其他费用共六类（表 3.9）。

表 3.9　A 医院 CT 科室成本库

成本项目分类	项目细化	成本额（元/年）	备注说明
员工薪酬成本	基本工资	668225.10	由岗位工资、级别工资、各种补贴补助、保险、公积金、年终奖励等组成基本工资
	绩效工资	400066.90	绩效奖励，是按科室利润的一定比例交付科室，科室则按职称系数及工作量分配
固定资产折旧	房屋折旧	22920.36	医院财务规定房屋按 10 元/（平方米·月）折旧
	设备折旧	284176.82	通过平均年限法折算设备的折旧金额
卫生材料费	卫生材料	441231.29	根据实耗实销发生的卫生材料耗费
	其他材料	2102.60	主要是口罩、橡胶手套等
业务费	水费、电费	56125.15	将全院的水电费按科室收入比例分摊
	洗涤费、设备维修费	109006.00	将全院的洗涤费、设备维修和医修组费用按科室收入比例分摊
办公费	分摊的医院管理费	306364.00	在科室成本分类账中列支再加将医院的管理费用按科室的人数分摊
其他费用	科室支出	81655.56	包括科室培训、印刷、劳务等

注：表中数据均为 A 医院 CT 科室 2014 年实际发生成本金额。

2. 测算员工所占用的资源成本

计算员工的服务成本，不仅包括员工薪酬成本，还要加上其在服务病患时所需的其他资源成本。

$$员工服务成本＝员工薪酬成本＋其他资源成本$$

其他资源成本＝固定资产折旧＋卫生材料费＋业务费＋办公费＋其他费用

（1）测算员工有效工作时间。

表 3.10　员工有效工作时间

员工类型	国家法定节假日（天）	周末（天）	公休假（天）	年实际工作天数	每天理论工作时数	年理论工作时数	年可用工作时数
主任医师	11	104	20	230	7.5	230×7.5=1725	1725×80%=1380小时=82800分钟
副主任医师	11	104	15	235	7.5	235×7.5=1762.5	1762.5×80%=1410小时=84600分钟
主治医师	11	104	10	240	7.5	240×7.5=1800	1800×80%=1440小时=86400分钟
医师、技师、护士	11	104	5	245	7.5	245×7.5=1837.5	1837.5×80%=1470小时=88200分钟

说明：①公休假。主任医师：共 20 天；

副主任医师工龄≥20 年：共 15 天；

10 年≤主治医师工龄<20 年：共 10 天；

医师、技师、护士工龄<10 年：共 5 天。

②A 医院 CT 科室每天的上班时间为上午 8：00—11：30，下午 13：30—17：30，每天理论工作时数共 7.5 小时。

③考虑到开会、培训、教学等活动，每位员工的实际可用工作时数按理论工时的 80％计算。

（2）计算员工薪酬成本。

薪酬成本包括基本工资和绩效工资两部分。

基本工资：因医师职称级别不同而不同，由医院财务科统一发放，数据从财务科工资报表可以得到。绩效工资：是按科室收支结余的一定比例给予科室提留，在科室内部则按职称系数及工作量分配，由科室主任计算后交财务科发放，每月绩效工资每人都会有较大差别，低职称人员因工作量大，其绩效工资有可能高于高职称人员。2014 年 CT 科室员工薪酬年总额如表 3.11 所示。

表 3.11　2014 年 CT 科室员工薪酬年总额

职称级别	基本工资（元/年）	绩效工资（元）	薪酬合计（元）
副主任医师	114953.11	71791.69	186744.8
主治医师	111962.58	64338.02	176300.6
医师	99338.58	50155.22	149493.8
技师	82218.05	58990.05	141208.1
护士	81862.01	52263.59	134125.6

根据员工薪酬以及他们的有效工作时间，得到员工每分钟的薪酬成本，如表 3.12 所示。

表 3.12　员工薪酬成本

职称级别	薪酬合计（元）	年有效工作时间（分钟）	薪酬成本（元/分钟）
副主任医师	186744.8	84600	2.207
主治医师	176300.6	86400	2.041
医师	149493.8	88200	1.695
技师	141208.1	88200	1.601
护士	134125.6	88200	1.521

（3）计算其他资源成本。

我们将员工薪酬成本以外的其他资源成本根据表 3.9 的资料进行汇总，再按人员进行分摊，使用人员的有效工作时间为分摊标准。

其他资源成本总额＝固定资产折旧＋卫生材料费＋业务费＋办公费＋其他费用

$$=307097.18+443333.89+165131.15+306364.00+81655.56$$

$$=1303582.38（元）$$

员工平均有效工作时间总额＝87120×6＝522720（分钟）

有效工作时间占用其他资源的产能成本＝$\dfrac{\text{其他资源成本总额}}{\text{员工平均有效工作时间总额}}$

$$=\dfrac{1303582.38\ \text{元}}{522720\ \text{分钟}}=2.494（元/分钟）$$

（4）计算员工服务成本。

根据前面的员工薪酬成本和其他资源成本数据，可以得到每位员工的服务成本，见表 3.13。

表 3.13 员工服务成本

职称级别	副主任医师	主治医师	医师	技师	护士
服务成本（元/分钟）	4.70	4.54	4.19	4.10	4.02

3.2.3.4 核算病人每次 CT 平扫的全成本

表 3.14 CT 平扫所需人员、时间、服务成本

作业名称	登记	检查		阅片报告	审核	照片冲洗
人员数量	护士 1	医生 1	护士 1	主治医生 1	副主任医生 1	技师 1
所用时间（分钟）	1	2（1、2 个部位）		5	7	5
		4（3 个部位）				
服务成本	4.02	4.19	4.02	4.54	4.70	4.10

病人 CT 平扫 1、2 个部位时的成本为

$$C(t) = \sum_{i=1}^{n} r_i t_i = 1 \times 4.02 + 2 \times (4.19 + 4.02) + 5 \times 4.54 + 7 \times 4.70 + 5 \times 4.10$$
$$= 96.54 \text{（元）}$$

病人 CT 平扫 3 个部位时的成本为

$$C(t) = \sum_{i=1}^{n} r_i t_i = 1 \times 4.02 + 4 \times (4.19 + 4.02) + 5 \times 4.54 + 7 \times 4.70 + 5 \times 4.10$$
$$= 112.96 \text{（元）}$$

由此，利用 TDABC 方法，我们计算出患者在 CT 平扫时的成本，病人 CT 平扫 1 个或 2 个部位的成本是 96.54 元，CT 平扫 3 个部位的成本是 112.96 元，而这个成本的取得需要单位时间消耗的资源成本和医生为患者服务的时间参数，资源成本体现在每个医生占用的资源总量上。TDABC 能够运用时间方程准确地计算出复杂的医疗服务所需时间，在未来，我们预期医疗提供者会手持电子系统、条码等设备来记录实际时间，尤其是在 TDABC 变成衡量医疗成本的一般公认标准后。利用现有 ERP、HIS 系统中丰富的数据资源，可简便地计算出单位作业所需成本，从而核算出服务项目成本。

3.2.4　利用 TDABC 核算结果的成本效益分析

设 R 为 CT 平扫的收入函数，$C(t)$ 为 CT 平扫的成本函数，根据 CT 平扫收益和成本特性，这两个函数可以分别表示为

$$R = P \cdot N, \qquad R = P_1 N_1 + P_2 N_2 + P_3 N_3$$

$$C(t) = \sum_{i=1}^{n} r_i t_i, \quad C(t) = N_1 \sum_{i=1}^{n} w_i t_i + N_2 \sum_{i=1}^{n} w_i t_i + N_3 \sum_{i=1}^{n} w_i t_i$$

式中，P_x 为 CT 平扫收费价格；N 为病人数量；w 为每位员工的服务成本；t 为服务时间；N_1 为检查部位为 1 个的病人数量；N_2 为检查部位为 2 个的病人数量；N_3 为检查部位为 3 个的病人数量；$N = N_1 + N_2 + N_3$。

通过调研获知，医院 CT 平扫收费一般按部位收取，一个部位是一个检查个数，不同类型的仪器价格不同。二级医院定价平均为 170 元/部位，三级医院定价平均为 260 元/部位。如果以 170 元/部位计算：

（1）假设机器利用率为 100%，根据收集的 5 天的调查数据，机器和人员在高效、满负荷工作的状态下，每天平均平扫 160 人。5 天的检查人数、收入、成本见表 3.15。

表 3.15　5 天的检查人数、收入、成本

检查部位个数	检查人数（人）	单位服务成本（元）	单位服务收入（元）	服务成本（元）	医院收入（元）
1	704	96.54	170	67964.16	119680
2	79	96.54	340	7626.66	26860
3	16	112.96	510	1807.36	8160
合计	799	—	—	77398.18	154700

医院平均每天的服务成本为

$$77398.18 \div 5 = 15479.64 \text{（元）}$$

医院平均每天的收入为

$$154700 \div 5 = 30940 \text{（元）}$$

医院平均每天的收益为

$$E = R(x) - C(t) = 30940 - 15479.64 = 15460.36 \text{（元）}$$

（2）计算盈亏平衡点（盈亏临界点）。

$$\text{BE（盈亏临界点）} = \text{固定成本} \div \text{收益} - \text{变动成本}$$

可变成本（VC）又称变动成本，为购买可变要素的费用支出。在 CT 检查中的变动成本，影响比例很小，暂时可以忽略不计。

$$BE（盈亏临界点）=固定成本÷收益-变动成本=15479.64÷193.6$$
$$=79.95≈80（人）$$

其中，收益用加权平均收益来计算，加权平均收益=154700÷799=193.6。

医院 CT 平扫的盈亏平衡点为 80 人，也就是说当医院 CT 机每天检查病人数量达到 80 时，医院收支平衡，同时不难得到这时的机器利用率为 50%。

（3）计算毛利率。

表 3.16 CT 平扫作业的成本、收入、毛利润及毛利率

检查部位个数	单位服务成本（元）①	单位服务收入（元）②	毛利润（元）③=②-①	毛利率（%）④=③÷②
1	96.54	170	73.46	43.2
2	96.54	340	243.46	71.6
3	112.96	510	397.04	77.8

根据表 3.16 计算出的毛利率可知，各种平扫作业的毛利率在 43.2%~77.8%之间，其中扫描 3 个部位的成本最高，但毛利率也最高，即效益最好。

运用 TDABC 进行成本核算带来了很多改善价值的机会。比如在明确了设备的利用率后，合理配置医疗人员和改善设备的产能利用率，满足提高医护人员工作效率的需求。另外，TDABC 能核算出医护人员的有效工作时间，通过对有效工时和未用工时的比较，医院可以挖掘潜力，合理调度医护人员资源，提高医护人员的工作效率。

第4章　基于 TDABC 的医院成本控制的内部运行机制研究

医院成本控制必须与成本核算紧密结合，步步以成本核算为依据，才能找到成本控制的关键。在之前的论述中，已详细地演绎了运用 TDABC 进行成本核算的整个步骤和过程。根据 TDABC 的原理，在对医疗服务成本进行核算时，其主要参数涉及流程中的资源占用以及所花费的服务时间，这些参数直接影响成本的形成。因此，本书认为医院成本控制的关键因素有三个：流程、资源和服务时间（图 4.1）。

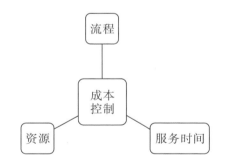

图 4.1　基于 TDABC 的医院成本控制三要素

4.1　流程控制

流程是现代医院管理的基础，是衡量医院管理水平的重要标志，也是保证医院各项工作顺利进行的前提。着力整合和优化医院内部工作流程，变革或去除不增值的流程，可以节约时间（减少耗时），提高流程服务效率，提高医疗质量和安全水平。

流程控制是以各种流程为基本监控单位，根据流程战略的要求，对再造流程的规划、设计、构造和调控等所有环节实行系统管理，全面协调各种流程中间的人、财、物等的资源的相互匹配关系，以及与管理流程之间的问题。流程控制的关键是减少不必要的流程以及无法增加价值的过程，对不合理的流程进行改造优化。对于医院流程改造，总的指导思想是可以借鉴企业流程再造的相关理论，运用企业流程再造的技术和方法，并结合医疗服务的特点，系统分析现有流程，通过消除浪费，简化环节和整合任务，实现对原有不合理流程的重组再造。

4.1.1　流程改造的目标

（1）流程效率化。医院流程改造是在对原有流程进行分析和诊断的基础上，实施流程优化。医院流程优化应在不影响医疗质量的前提下，减少不必要的作业环节，减少流程中节点数量，简化环节，从而降低时间成本，提高服务效率。

（2）过程人性化。医院在整个流程改造过程中，要以患者需求为导向，始终树立"以患者为本"的服务理念，对原有流程重新进行设计，让患者感到更方便、更舒服。同时，流程改造的落实与运行最终要归结到医务人员的全员参与，为患者提供优质、周到的服务，体现流程运行的人性化。

（3）行为规范化。流程优化管理是一种先进的管理工具，其技术性的内涵要求医疗诊治行为符合规范，这样可以减少医务人员诊治行为的随意性。比如，针对临床路径再造单病种流程，符合单病种诊治的病人从入院到出院期间的每一项治疗过程，甚至每个细节，都通过流程加以规范；再如常规化验、检查的时间和质量标准，疗效的评估，护理的要求，用药的标准（包括抗生素的使用），手术的设计和安排等[①]。总之，无论是对执行流程改造过程运行的制度和人员，还是对流程改造过程本身，规范化都是基本要求。

4.1.2　流程改造对成本控制的影响研究：基于 CT 增强扫描流程改造前后对比的案例分析

通过对四川省某三甲医院进行 CT 增强扫描的实地考察，收集了 251 名 CT 增强扫描病人的检查资料，并通过访谈了解了 CT 增强扫描的流程。该医院对 CT 增强扫描的流程进行过改造，以下将通过对流程改造前后成本的变化

---

① 杨练. 医院业务流程再造降低医疗成本 [J]. 卫生软科学，2008（12）：434－435.

来说明流程改造对成本的影响。

4.1.2.1　确定 CT 增强扫描的流程

CT 增强扫描改造前的流程如图 4.2 所示。

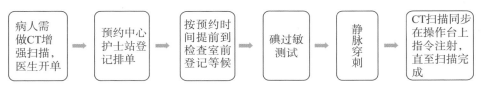

图 4.2　CT 增强扫描改造前的流程

CT 增强扫描改造后的流程如图 4.3 所示。

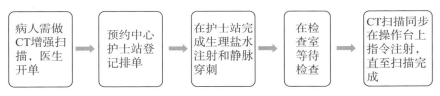

图 4.3　CT 增强扫描改造后的流程

对比改造前后的流程，最大的变化在于取消了碘过敏测试，而是改为直接在护士站注射生理盐水。

4.1.2.2　计算 CT 增强扫描的成本

我们收集到的 CT 增强扫描记录共 251 条，见附录 2。通过数据分析发现，检查个数为 4、5、8 的检查量分别为 1 条、2 条、2 条，此处进行删除，同时删除了病人类型为 VIP 和科研的 2 条记录以及没有平扫时间的 1 条记录，最终保留 243 条。

各项时间的均值、标准差等详见表 4.1。表 4.2 的单因素方差分析结果表明，检查项目个数不同，病人的增强扫描时间存在显著性差异，但准备时间和调整时间不存在差异（$P=0.05$）。

表 4.1　CT 增强扫描各项时间的描述性统计分析（检查个数）

各项时间	检查部位个数	N	均值	标准差	极小值	极大值
准备时间	1	198	58.52	37.464	0	247
	2	36	76.42	66.986	3	284
	3	9	57.00	42.529	14	143
	总数	243	61.11		0	284
调整时间	1	198	125.60	43.501	20	325
	2	36	107.97	59.318	28	280
	3	9	103.00	52.128	55	152
	总数	243	122.15		20	325
增强扫描时间	1	198	64.37	30.838	6	282
	2	36	73.42	57.810	33	148
	3	9	90.56	31.593	17	255
	总数	243	66.68		6	282
注射时间	1	198	99	28.040	0	360
	2	36	112	74.561	19	217
	3	9	138	33.798	62	225
	总数	243	102.37		0	360

表 4.2　CT 增强扫描各项时间的单因素方差分析结果（检查个数）

项目		平方和	df	均方	F	显著性
准备时间	组间	9919.795	2	4959.898	2.657	0.072
	组内	448020.205	240	1866.751		
	总数	457940.000	242			
调整时间	组间	12894.914	2	6447.457	1.944	0.145
	组内	795872.452	240	3316.135		
	总数	808767.366	242			
增强扫描时间	组间	7817.285	2	3908.643	3.492	0.032
	组内	268617.316	240	1119.239		
	总数	276434.601	242			

将检查过程中的各项时间进行汇总后，得到检查时间（秒）见表 4.3。

表 4.3　CT 增强扫描各阶段所需时间

检查部位个数	准备时间（秒）	调整时间（秒）	增强扫描时间（秒）	注射时间（秒）	合计（秒）
1	58.52	125.60	64.37	99	347.49
2	76.42	107.97	73.42	112	369.81
3	57.00	103.00	90.56	138	388.56

直接用 3.2.3 节中计算得到的员工服务成本等数据来计算 CT 增强扫描流程改造前的成本，见表 4.4。

表 4.4　CT 增强扫描流程改造前所需人员、时间、服务成本

作业名称	登记	碘过敏测试	静脉穿刺	检查		阅片报告	审核	照片冲洗
人员数量	护士 1	护士 1	护士 1	医生 1	护士 1	医生 1	医生 1	技师 1
所用时间（分钟）	1	25	5	6（1、2 个部位） 7（3 个部位）		5	7	5
服务成本（元/分钟）	4.02	4.02	4.02	4.19	4.02	4.54	4.70	4.10

流程改造前病人 CT 增强扫描 1、2 个部位时的成本＝1×4.02+25×4.02+5×4.02+6×（4.19+4.02）+5×4.54+7×4.70+5×4.10＝249.98（元）

流程改造前病人 CT 增强扫描 3 个部位时的成本＝1×4.02+25×4.02+5×4.02+7×（4.19+4.02）+5×4.54+7×4.70+5×4.10＝258.19（元）

CT 增强扫描流程改造后的成本见表 4.5。

表 4.5　CT 增强扫描流程改造后所需人员、时间、服务成本

作业名称	登记	生理盐水注射和静脉穿刺	检查		阅片报告	审核	照片冲洗
人员数量	护士 1	护士 1	医生 1	护士 1	医生 1	医生 1	技师 1
所用时间（分钟）	1	5	6（1、2 个部位） 7（3 个部位）		5	7	5
服务成本（元/分钟）	4.02	4.02	4.19	4.02	4.54	4.70	4.10

流程改造后病人 CT 增强扫描 1、2 个部位时的成本＝1×4.02＋5×4.02＋6×（4.19＋4.02）＋5×4.54＋7×4.70＋5×4.10＝149.48（元）

流程改造后病人 CT 增强扫描 3 个部位时的成本＝1×4.02＋5×4.02＋7×（4.19＋4.02）＋5×4.54＋7×4.70＋5×4.10＝157.69（元）

4.1.2.3　流程改造对成本的影响

（1）医院服务成本大幅下降。

通过对原有的流程进行优化改造后，病人 CT 增强扫描 1 个或 2 个部位的成本由改造前的 249.98 元减少到 149.48 元，扫描 3 个部位的成本由改造前的 258.19 元减少到 157.69 元。医院服务成本大幅下降，降低了患者的就医费用。

（2）流程改造缩短了患者的等待时间，提高了患者满意度和医院工作效率。

对原有不合理的流程进行改造，减少了非必要的流程以及无法增加价值的过程，取消碘过敏测试的结果是使患者的等待时间由流程改造前的 25～30 分钟缩短至 5～10 分钟，使患者满意度提高。

4.1.3　单病种流程控制研究：基于 HTCPN 的临床路径建模与优化

临床路径（Clinical Pathway，CP）是医生、护士和医院管理者针对临床疾病诊疗、手术过程共同制定的一套合理、安全、有效、经济和标准的诊疗管理模式，其目的是让患者得到最佳的医疗服务，以尽可能低廉的费用获得最快的康复，最大限度地减少资源的浪费[1]。国外对临床路径的研究与应用已有 20 多年的历史，处于成熟阶段，已覆盖临床各科不同病种，并从医院内向社区医疗服务、从单纯临床管理向医院各方面管理扩展。1996 年，临床路径在我国获得关注，经过 10 余年的理论研究和临床探索，临床路径目前已深入临床各科多病种医疗护理流程、医院经营及科室管理中，在提高医疗质量、控制医疗成本、降低患者就医费用方面体现出一定的优越性。人们早就意识到临床路径是确保医疗质量、控制医疗成本、优化医疗服务流程的管理工具。从 TDABC 的方法中，我们更是知晓了流程对成本控制的重要作用。

目前我国相当多的医院没有进行临床路径的建设，缺乏能普遍遵循的疾病

---

① 陈力，蒋文第. 医院成本控制与临床路径 [J]. 重庆医学，2009（1）：19—20.

治疗标准。即便在同一家医院，具体诊治和安排也颇有差异，这主要和主治医生的经验、能力、责任以及态度等有关。临床路径规范了诊疗活动，支持循证医学，预防医疗差错事故的发生，减少在诊治过程中的随意性、不公平性及过度医疗服务，缩短平均住院日，减少和避免乱开药、滥检查等问题，有利于对患者的合理诊疗，使医疗费用支付更趋合理，医院收入的增加更加理性。因此，对单病种临床路径的研究意义重大，这也是流程控制的重要内容。

在临床路径建模方面的研究中，国外学者 Loeb 等[①]通过实验对比临床路径护理和常规护理的 680 个病人，证实了临床路径可以有效降低住院率和医疗费用；Sendi 等[②]利用着色 Petri 网模拟门诊资源配置变动，优化了资源分配决策；Poelmans 等[③]提出了一种协同过程挖掘技术，分析临床路径和数据记录，用于发现异常细节并改善临床路径。国内学者赵艳丽等[④]利用 HTCPN 对骨肉瘤临床路径进行建模，实现了临床路径的可视化监控，并基于 SML 语言函数进行了患者到达速率分布仿真和资源汇总仿真；田燕等[⑤]对胃癌诊疗路径进行建模，通过模拟不同患者的病情和诊疗意愿，提出了诊疗方案的建议。

以上研究证实了临床路径建模在医疗活动中的有效性，但仍然存在以下不足：①用于建模的疾病为发病率较低的难治愈复杂病种，缺乏对于季节性高发病率疾病的临床路径建模，适用情况有局限性。②一年中的不同时段，病人的发病率及到达速率是不同的，资源优化没有考虑春播秋收、春节前后等特殊时段的差异。针对以上不足，本研究使用 CPN Tools 3.4[⑥] 平台及标准化元语言（SML），通过分层赋时着色 Petri 网（HTCPN）对我国第一位致盲眼病白内障[⑦]的临床路径进行建模，利用资源汇总和患者到达速率进行资源利用率分

---

①　Loeb M，Carusone S C，Goeree R，et al. Effect of a clinical pathway to reduce hospitalizations in nursing home residents with pneumonia：a randomized controlled trial [J]. JAMA，2006，295（21）：2503—2510.

②　Sendi P，Al M J，Battegay M. Optimising the performance of an outpatient setting [J]. Swiss Medical Weekly，2004，134（3—4）：363.

③　Poelmans J，Dedene G，Verheyden G，et al. Combining business process and data discovery techniques for analyzing and improving integrated care pathways [J]. Advances in Data Mining：Applications and Theoretical Aspects，2010：505—517.

④　赵艳丽，江志斌，李娜. 基于分层赋时着色 Petri 网的临床路径建模 [J]. 上海交通大学学报，2010（2）：252—258.

⑤　田燕，张婷，吴洋东，等. 基于 HTCPN 的胃癌诊疗路径建模与应用 [J]. 计算机应用研究，2013，30（2）：458—461.

⑥　CPN Group，University of Aarhus，Denmark. CPN Tools（version 3.4.0）[DB/CD]. http：//www.cpntools.org/.

⑦　张士元. 我国白内障的流行病学调查资料分析 [J]. 中华眼科杂志，1999，35（5）：336—340.

析，根据分析结果给出优化策略。

4.1.3.1　分层赋时着色 Petri 网简介

Petri 网是由卡尔·A. 佩特里在 20 世纪 60 年代提出的，适合于描述异步的、并发的计算机系统模型。传统 Petri 网具有较强的描述能力和分析技术，但是在针对大规模复杂系统建模工作时，传统 Petri 网会使整个模型变得复杂混乱，用户很难看清内部流程之间的关系。为了简化模型，同时使它更符合人类思维模式，分层赋时着色 Petri 网（Hierarchical Timed Colored Petri Net，HTCPN）应运而生。

相比于传统 Petri 网，HTCPN 在功能上进行了扩充和拓展，增加了分层、赋时和颜色集的概念。在临床路径建模中，HTCPN 能将整个诊疗路径拆分为多个可以组合的子网。时间戳及全局时间的概念可以对诊疗的预期时间进行判断，对不同的托肯进行着色限定了库所中能取的有效颜色集。HTCPN 能有效地对大型模型进行自顶向下或自底向上的层次化描述，使流程间的逻辑关系更加清晰，变迁所属类别更加明确，时间及资源的分配更加合理。

4.1.3.2　基于 HTCPN 的白内障临床路径模型设计

1. 分层

由于眼科手术操作要求的精细度高，导致白内障超声乳化手术涉及诸多复杂的流程。为了增加分层赋时着色 Petri 网模型的可读性以及功能模块的复用性，本书采用自顶向下的分层建模方法。

基于在四川省成都某医院的调研，将白内障手术临床路径分为三层。首先将患者从入院到出院的整个就医流程作为顶层；再将顶层的流程展开为子流程，作为临床路径建模的第二层；最后将第二层中较为复杂的重要流程具体为更细化的流程，作为第三层。

2. 赋时

一般来说，在眼科手术中，手术时间越长对患者眼部造成的伤害越大。同时，眼科手术操作精细度的要求之高决定了不能过早完成手术。所以在白内障超声乳化手术中对于时间的掌握变得极其重要。对于临床路径模型的赋时既可以表达流程之间的时间约束，又可以用作模拟仿真计时。

以下为部分白内障手术中的主要时间定义：

（1）时间点约束：Pre _ time、Sta _ time、Fin _ time、Cle _ time 分别表

示准备开始时间、手术开始时间、手术完成时间、清理完成时间。

（2）时间段约束。

①手术准备时间：T＿prepare＝Sta＿time－Pre＿time。手术准备时间一般为 5～60 分钟，平均时间为 17.62 分钟。

②手术时间：T＿surgery＝Fin＿time－Sta＿time。手术时间一般为 15～80 分钟，平均时间为 23.56 分钟。

③手术清理时间：T＿clean＝Cle＿time－Fin＿time。手术清理时间一般为 5～15 分钟，平均时间为 5.39 分钟。

④占用手术室时间：T＿occupy＝T＿prepare＋T＿surgery＋T＿clean。占用手术室时间一般为 35～120 分钟，平均时间为 46.57 分钟。

3. 颜色集

CPN Tools 中提供了多种数据类型。通过着色，定义的不同颜色集可以分别表示时间信息、患者病情、医护人员状态、病情记录以及手术室状态等多种数据类型的信息。使模型中的个体能够表示更详细的状态，从而达到细化模型的目的。以下是部分主要颜色集的定义：

（1）时间颜色集：

Closet CLOCK＝product DAY * HOUR * MINUTE；

分别对应天、小时、分钟，用于记录整个诊疗过程和手术过程的时间。

（2）患者颜色集：

Closet PATIENT ＝product P＿id * P＿name * P＿diagnosis * P＿state * P＿attention * P＿Ltime * P＿time；

分别对应患者 ID、姓名、诊断结果、眼睛状态、注意事项、上次诊疗时间、累计诊疗时间。这几项数据记录了患者的个人基本信息及诊疗状态。

（3）医护人员颜色集：

Closet STAFF＝product S＿id * S＿dept * S＿Rtime * S＿Ltime * S＿time；

分别对应医护人员 ID、科室、休息时间、上次工作时间、累计工作时间。

（4）队列：

Closet DOC＝list STAFF；

Closet NUR＝list STAFF；

Closet MEDICIEN＝list STAFF；

Closet ANES＝list STAFF；

Closet ADMIN＝list STAFF；

分别对应医生、护士、药房人员、麻醉师、住院管理处人员的队列。

（5）病程记录颜色集：

Closet RECORD = product P _ id * R _ plan * R _ money * R _ complication;

分别对应患者 ID、治疗方案、费用、并发症。

（6）手术室颜色集：

Closet ROOM = product R _ id * P _ id * R _ Intime * R _ time;

分别对应手术室房间号、患者 ID、入住时间、手术持续时间。

4.1.3.3 基于 HTCPN 的白内障临床路径模型搭建

1. 模型顶层

根据四川省成都某医院的调研结果，下面是白内障临床路径的主要流程，如图 4.4 所示。

（1）诊断为白内障的患者入院。

（2）眼科医生与患者谈话，了解患者症状及病情，根据病情的严重程度进行评估，给出诊断结果及是否需要手术的建议。如果患者不需要手术或身体状况不适合手术时，进入流程（7）。

（3）检查科对患者进行术前检查。主要包括眼部检查、眼部疾病控制、全身疾病控制等。

（4）沟通确定手术时间，根据手术医师、护士、麻醉师、手术室的队列颜色集进行预约。

（5）进行白内障超声乳化手术。

（6）术后护理。一般手术后 5 天左右拆线，产生的切口 20 天左右愈合。医生叮嘱期间护理注意事项，同时注意白内障术后并发症的产生，发现并发症要及时进行治疗。

（7）出院。一般来说，患者不需住院，手术后几小时即可出院回家，按照医嘱进行复查。

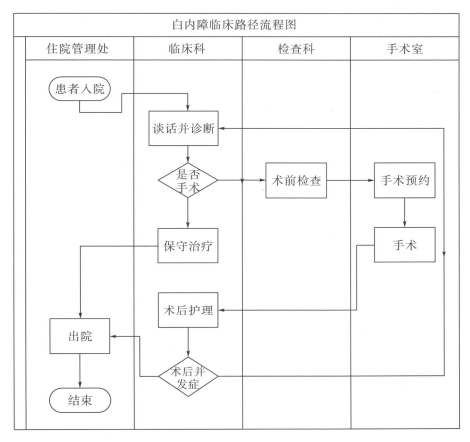

图 4.4　白内障临床路径流程图

白内障临床路径顶层 Petri 网如图 4.5 所示。在顶层 Petri 网中，Talk and Diagnosis 代表谈话并诊断，Treatment 代表保守治疗，Examination 代表术前检查，Appointment 代表手术预约，Surgery 代表手术，Nursing 代表术后护理，Discharge 代表出院。所有库所均为端口节点，需要在下一层进一步展开。

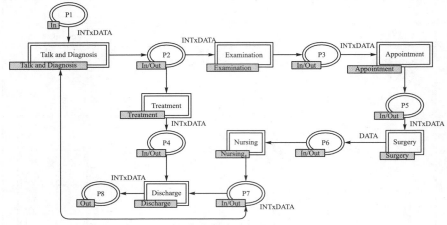

图 4.5 白内障临床路径顶层 Petri 网

2. 模型第二层

第二层将顶层中的变迁进行详细的说明。以手术（Surgery）变迁为例，展开的第二层 Petri 子网如图 4.6 所示。

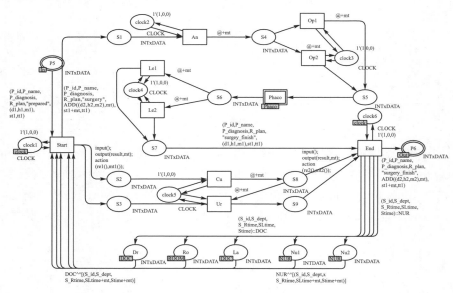

图 4.6 白内障手术流程第二层 Petri 子网

表 4.6　图 4.6 中主要库所及其含义

库所名称	含义
clock1、clock2、clock3、clock4、clock5、clock6	仿真时间
Dr	眼科手术医生
Ro	手术室
La	麻醉师
Nu1、Nu2	护士

表 4.7　图 4.6 中主要变迁及其含义

变迁名称	含义	所需资源
An	麻醉	La
Op1	撑开眼睑	Dr、Nu1
Op2	在眼角膜外缘开口	Dr、Nu1
Phaco	超声乳化术	Dr、Nu1
Le1	将人工晶状体植入眼睛	Dr、Nu1
Le2	调整人工晶状体位置	Dr、Nu1
Cu	状态监护	Nu2
Ur	紧急处理	Dr、Nu1、Nu2
Start	准备所需资源，开始手术	Sr
End	处理切口，结束	Dr

（1）在图 4.6 中，变迁 Start 的输入弧表达式为（P_id，P_name，P_diagnosis，R_plan，"prepared"，（d1，h1，m1），st1，tt1）。表示姓名为 P_name，编号为 P_id 的患者，医生对其诊断结果为 P_diagnosis，制定的治疗方案为 R_plan，目前状态为术前准备就绪，上次诊疗结束时间为（d1，h1，m1），诊疗服务总时间为 st1，临床路径总时间为 tt1。变迁上方的@+mt 用于记录每一项子流程的时间，表示时延为 mt 分钟。

（2）变迁 Start 的输出弧表达式为（P_id，P_name，P_diagnosis，R_plan，"surgery"，ADD（（d2，h2，m2），mt），st1+mt，tt1）。表示目前状态为手术中，ADD（）函数的作用为自动进位计时，st1+mt 表示时延后患者累计接受诊疗时间。

（3）Start 的代码段为 input（）；output（result，mt）；action（re1（），mt1（））。其中诊疗结果 result 和时延 mt 为输出变量，re1（）函数用来从计算机本地文档中导入 result，mt1（）函数用来设置时延的长度。

（4）触发 Start 变迁的资源为眼科主刀医生一名、麻醉师一名、护士两名、手术室一间。根据资源种类不同，（S_id，S_dept，S_Rtime，SLtime，Stime）分别属于医生颜色集 DOC 和护士颜色集 NUR。（S_id，S_dept，S_Rtime，SLtime，Stime）::DOC 和（S_id，S_dept，S_Rtime，SLtime，Stime）::NUR 分别表示根据患者预约，选择医生和护士队列中优先级最高的医护人员参加手术。

（5）变迁 END 的输入弧表达式中"surgery_finish"表示手术结束，其他部分意义和变迁 Start 基本相同。手术结束后会释放占用的资源，DOC~[（S_id，S_dept，S_Rtime，SLtime+mt，Stime+mt）] 和 NUR~[（S_id，S_dept，S_Rtime，SLtime+mt，Stime+mt）] 表示连接相应的颜色集队列，在手术完成后，将参加手术的医护人员资源释放回医生和护士队列。

3. 模型第三层

模型的第三层更加细致地说明流程间的关联，将第二层的复杂节点加以细化，以超声乳化术（Phaco）变迁为例展开。第三层 Petri 子网如图 4.7 所示。

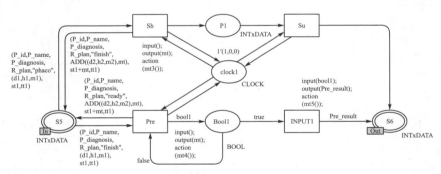

图 4.7　超声乳化术第三层 Petri 子网

图 4.7 展示了白内障手术中超声乳化术 Petri 子网的流程，S5 和 S6 为端口节点，与第二层 Petri 网链接。首先用超声波探头振碎天然晶状体（变迁 Sh），接下来吸出乳糜状天然晶状体（变迁 Su）。在进行以上两个子流程的同时，准备代替植入的人工晶状体（变迁 Pre），准备的结果会发出一个 bool 型的变量。变迁 INPUT1 在接收到值 true 时产生一个 Pre_result 变量，为之后的人工晶状体植入提供必要条件。

利用 HTCPN 对白内障临床路径建模，为了增加模型的可读性以及功能模块的复用性，在建模时遵循了自顶向下、逐层细化的原则；利用赋时表达流程之间的时间约束；通过对不同的托肯着色限定了颜色集的有效范围。模型整体结构合理，层次清晰，解决了流程僵化并且与病人的具体情况孤立的问题，这也说明了所建模型的可达性与有效性。当前临床路径的一个突出问题是流程僵化并且与病人的具体情况联系不紧密。具体来讲，根据患者的具体情况，比如病情、身体、年龄等，医生可能会为他选择所有可能路径中的一条来进行针对治疗。然而由于患者情况的多样性与不可预测性，制定治疗方案是个复杂并且动态的过程，列举出所有可能的临床路径在一般情况下是不现实的。在大多数情况下，患者下一步的治疗方案需根据上一步的治疗结果与病人变化的身体情况来做决定，因此需要自适应地设计以改善临床路径。HTCPN 具备这种功能，已有的研究也证实了 HTCPN 的这种优势。

以上所建模型支持诊断决策信息和检查结果的实时输入，同时能够预测分析变异情况并实现路径的自动调整，生成自适应临床路径流程实现框架，能够按照病人身体情况动态给出相应治疗方案，从而达到提高医疗质量并降低医疗成本的目的。对高发病率常见病种的诊疗全过程采用 HTCPN 进行建模，医护人员可以明确病人目前的治疗状态和预估的治疗结果，从而对临床路径中病人状态的变化、诊疗信息的流转等实现可视化监控[①]。

4.1.3.4　资源优化

1. 患者到达速率

根据四川省某三甲医院的调研结果显示，白内障患者到达速率在一年中的不同月份是不同的。白内障手术的高峰期为 3—5 月和 9—11 月。因为适逢春季和秋季，天气不会太冷或太热，手术前后都感觉比较舒适，适合术后康复，平均每天手术 14.6 台。6—8 月天气较热，相比春秋季人数较少，平均每天手术 10.5 台。12 月到次年 2 月为冬季且在春节前后，天气较冷，选择手术的患者最少，平均每天手术 6.1 台。

由于患者在一年中某一段时间内到达速率是基本相同的，所以假设患者到达速率服从均匀分布。根据一年中不同的时间和均匀分布密度函数可以推算出，3—5 月和 9—11 月到达速率为 1 人/98.6 分钟，6—8 月到达速率为 1 人/

---

① 赵艳丽，江志斌，李娜. 基于分层赋时着色 Petri 网的临床路径建模 [J]. 上海交通大学学报，2010（2）：252−258.

137.1 分钟，12—2 月到达速率为 1 人/236.1 分钟。

2. 优化建议

根据调研，该医院白内障手术占眼科全年手术的 60% 左右。全院共有眼科医生 26 名，其中包含主刀医师 13 名，检查医师 7 名，护士 35 名，手术间 10 间。医护人员每日工作时间为 8 小时，必要时需要加班；每周休息 2 天，周末及节假日轮流值班。根据资源汇总和患者到达速率，对眼科医生、眼科主刀医生、眼科护士、检查科医生、麻醉师进行资源利用率分析，得到不同时段的资源利用率，如表 4.8 所示。

表 4.8　不同时段的资源利用率

时段	3—5 月、9—11 月	6—8 月	12—2 月
眼科医生	79.8%	70.3%	55.3%
眼科主刀医生	86.0%	74.8%	61.8%
眼科护士	75.2%	66.0%	50.2%
检查科医生	82.1%	72.1%	57.0%
麻醉师	73.4%	64.9%	47.1%

由此，可以得出以下结论：

（1）由于白内障手术中最重要的资源就是眼科主刀医生，所以眼科主刀医生的利用率较高。

（2）其次是检查科医生利用率较高，这主要是由于该医院检查科医生较少。

（3）资源利用率最低的是麻醉师。这是由于在手术中麻醉师工作时间较短，而且麻醉师为全院共享，并没有为眼科单独设置，人数相对较多。

针对以上结论，结合实际情况提出以下资源配置建议：

（1）调整眼科医护人员的假期。适当调整轮休制度，在手术较多的周末节假日减少患者等待时间，使诊疗井然有序地进行。另外减少 3—5 月、9—11 月的假期，尽量集中到 12—2 月，使医护人员的资源利用率较为平均，更好地为患者服务。

（2）引进检查科医生，在手术较多的时段可以招收部分实习生参与医护工作，满足资源上的短期波动需求。在节假日手术预约时提前确定患者数量及值班人员，提高工作人员的有效工作时间，减少资源浪费，进而提高医疗服务质量。

4.2　资源控制

采用 TDABC 核算成本时，其中一个参数是其他资源成本，主要包括人力成本、固定资产折旧、材料费用、业务费、办公费、无形资产摊销、提取医疗风险基金、其他费用等。以下将重点分析人力成本、固定资产折旧和材料费用的控制。

4.2.1　人力成本的控制

在医院中，医务人员的劳动价值主要是以薪酬的方式体现出来的，直接表现为工资和各种津贴补贴，通常包括职工的基本工资、绩效工资、各项津贴补贴、社会保险费用、住房补贴和其他等。根据以往的研究调查，人力成本在医院总成本中所占比例较高，一般占医院成本支出的 30％以上，因此，对人力成本的控制显然应是成本控制的重要节点。

尽管在成本控制中，人力成本是一个重要的影响因素，但任何成本系统的改变，都不应以牺牲医务人员的利益为前提，不能简单地以降薪作为减少成本的手段。因此，如何设计合理的薪酬体系，如何对人力成本进行控制是一个亟需解决的问题。在人力成本控制路径的选择上，应该把握如下原则。

4.2.1.1　树立正确的人力成本控制意识，提高人力成本控制水平

医院管理层应重视人力成本对整个医院运行成本的重要影响，树立正确的人力成本控制意识，不能简单地降薪减人。在实施过程中，还要将具体的实施任务纳入职工的工作安排中，提高各环节实施者的重视程度，强化实施者的成本控制意识，增强各环节的执行力度，确保人力成本控制能够有效地落实到位，提升医院成本管控水平。

4.2.1.2　采取积极的激励机制，建立公正、公平、合理的薪酬体系

薪酬是劳动力价值的体现，是医院人力成本消耗、使用、投入的最终结果和具体体现。薪酬分配的合理性、公平性，对员工的工作效率和工作积极性有

着直接的影响①。如果薪酬分配恰当，则对调动员工工作积极性、节约医院人力资源成本有积极的意义；如果薪酬分配不合理，则会增加人力资源成本，职工满意度会大打折扣，导致医院整体效益下降，甚至造成人员流失。因此，在制定薪酬政策时，应当遵循按劳分配、效率优先、兼顾公平的原则，充分考虑岗位责任、风险、技术含量工作量及劳动力市场价格等多种因素，并将其与机构设置以及绩效考核相结合。将医院的整体经营目标与员工的个人发展目标结合起来，使医院的薪酬对内具有激励性、公平性，对外具有竞争性②。

（1）坚持薪酬分配与绩效挂钩。

构建以绩效为依据的薪酬分配体系能够激发员工的工作潜能和提升医院整体经济效益。薪酬的分配方案应该以个人、科室的绩效为制定的依据，即便是科室绩效也要最终按个人进行二次分配，根据不同岗位的工作性质和特点，合理确定薪酬差距，按岗定酬，重实绩重贡献，体现出薪酬的竞争性和先进性。因此，个人绩效的评估尤其是医师绩效的评估是重点亦是难点。在评估时，要根据技术水平、工作能力、工作业绩和岗位等进行综合评估，制定有效的评估体制，最大限度提升员工的工作积极性。目前比较新的观点是引入 RBRVS（Resource-based Relative Value Scale，以资源为基础的相对价值）的方法对医师绩效进行评估。RBRVS 是以资源消耗为基础，以相对价值为尺度，用以支付医师劳务费用的方法③。通过比较医生向病人提供医疗服务时所消耗资源成本的高低，将医疗服务数量、质量、技术难易程度、成本控制等考核指标进行量化，将医生付出不同性质的总工作量（服务时间，服务强度，包括脑力消耗及临床判断、技术技能及体力消耗、承担风险的压力）、开业成本和所受培训机会成本作为资源消耗因素，测算医师每次服务相对值，用以支付医生劳务费用，将医生薪酬与疾病诊治联系起来④。RBRVS 评估系统是以工作量为基础的医生绩效奖金制度改革，彻底突破了以往奖金发放的局限性，改变了以往医院按收分配、多收多得的逐利倾向，更好地体现了多劳多得、优劳优得的酬劳分配原则，有效杜绝了医务人员奖金和药品收入挂钩的现象。推动绩效管理

① 储晓红，唐根富. 医院人力资源管理与人事制度改革 [J]. 中国卫生事业管理，2003 (9)：575－579.

② 李金现. 对现代化医院人力资源管理的思考 [J]. 经济师，2012 (8)：218－219.

③ 吴剑，叶金松，高峰，等. RBRVS 评估系统在医师绩效管理中的实践和体会 [J]. 中国医院，2013 (17)：49－51.

④ 毛丽洁，余儒，江松福，等. 以 RBRVS 评估系统为基础的医院绩效管理实践和体会 [J]. 中华医院管理杂志，2014，30 (12)：948－951.

的实施，需要员工和医院管理者共同参与进来，加强双方的沟通，确定各个部门、各个层级的绩效目标，使整个医院人员朝着绩效目标共同努力，通过绩效考核来切实调动员工的工作积极性和挖掘他们的潜力。

（2）完善用人机制，坚持"以人为本"的管理理念。

完善用人机制，不仅要关注高职称、高学历的人才，对于一些在本职工作上有所创新、有所贡献的人才，也应该提供相应的发展平台。医院在完善管理的过程中，还要提升自身的吸引力，加大对内部员工的职业生涯规划和培训，增强员工对医院的归属感。通过互联网技术和相关的信息技术，对相关人员进行指导，更好地培养医疗人才。采用完善的用人机制，以此吸引人才、留住人才，从而降低医院人才的流失率，促进医院更好地发展，提升医院人力成本管控水平，保障医院的高效率运转，避免由于人员问题而使得医院的运作受到限制，推动医院人力资源体系可持续发展。

4.2.1.3　科学有效地设定岗位，加强医院人力配置

通过定编定岗，严格控制计划外用工；优化整合业务功能，避免职能交叉，尽力压缩和控制空闲多余人员，提高行政效能；临床和医技科室按本身业务量合理制定用人计划，确保最佳运行效果；后勤支持保障部门采取核定岗位、量化考核的方法，将富余人员送出培训学习，增加服务技能，学成回院转岗安排。科学有效地根据职责和工作量设定岗位，合理安排人员，既避免了冗员浪费人力资本，又杜绝了责任不清、人浮于事的现象，确保人力配置规划能够有效地落实到位，提升医院成本管控水平。

4.2.2　固定资产的控制

固定资产是医院经营的重要物质基础，也是医疗成本的组成部分。管理好固定资产对于降低医疗服务成本、提高卫生服务经营效益、提高医院可持续发展至关重要。医院作为一个高科技单位，固定资产占资多，固定成本比重大。国家卫生健康委员会成本测算中心的测算表明：医院的固定成本占总成本的比重高者为 75%，低者为 30%。投入后，是一种不可控成本，一旦工作量小，成本立刻上升。所以，医院要把控制固定资产投入、提高设备利用率作为降低成本的突破口。

（1）在源头上控制，合理配置资源和设备。

一旦购买设备后，折旧费一般就是固定成本了。固定成本是成本总额在一

定时期和一定业务范围内,不受业务量增减变化的影响而固定不变的成本,医院中典型的固定成本是房屋、设备等固定资产折旧成本。合理配置和有效利用是国有资产管理的基本要求之一,但目前各医院几乎都存在不同程度的资产盲目购置、利用率低的情况,所以要加强事前监督,在采购设备前应该充分论证,强调大型资产的投资论证制度,防止盲目、重复购置,大材小用等浪费资源现象的发生。

(2) 加强日常管理工作,建立健全固定资产管理制度。

做好固定资产日常管理的各项基础工作,制定各项管理制度,要做到管理有章可循。具体包括:①建立固定资产登记账、卡,系统、完整地记录医院各类固定资产信息,准确、及时地反映固定资产增减变动和使用情况,保证账卡、账账、账实相符。②建立各部门、各科室管理责任制,实行固定资产的归口分级管理,做到层层有人负责,物物有人管理,保证固定资产的安全管理和有效利用。③建立健全固定资产的保管、出库、入库制度。做到购置时有验收,领用有登记,保证账目与实物一致。④建立固定资产清查盘点制度。采用定期清查与不定期抽查相结合的方法,及时掌握资产盘盈、盘亏情况,盘盈或盘亏时要查明原因,提出处理意见,并按规定程序及时报批进行账面调整。对造成固定资产损失的有关责任人进行责任追究并严肃处理。⑤建立健全固定资产处置制度。医院处置固定资产的方法包括出租、转让、调出、毁损、报废等。在处置固定资产时,严格履行报批手续,尤其是非经营性资产向经营性资产的转化,应及时进行资产核销账务处理。

(3) 实行公开招标采购。

在医院固定资产组成中,除房屋外,最主要的是医疗设备。很多医疗设备价值大,尤其是一些精密的大型设备。因此,应该严格执行公开招标采购制度,通过请购、询价、公开招标这一程序,严把设备购入质量关,保证设备购入环节的公开、公平以及价格的合理性。

(4) 完善固定资产信息系统,实施信息化管理。

固定资产信息化管理是将先进的信息技术应用到固定资产管理工作之中,使固定资产的管理工作更加有效、快捷、科学。实施信息化管理是固定资产规范化管理的一种重要手段,可大大提高固定资产管理的效率和质量。因此,医院应建立固定资产数据库,掌握医疗设备分布和流向,及时准确地反映固定资产的增减变动和结余情况,以保证固定资产账实相符,为医院决策提供真实资料。

4.2.3　材料费用的控制

（1）加强材料采购的控制。

首先，针对采购环节，需要设置不同的岗位，是为了防止采购权力过分集中，加强互相制约和监督，同时又不影响各岗位人员的工作积极性。其次，选择符合标准的采购人员，即有良好的职业道德和一定的专业能力。良好的职业道德和素质能抵御供应商主动提供的种种诱惑，清楚和明确采购腐败的风险成本。专业能力不仅包括对采购材料属性有一定的认识，还要熟悉材料采购流程，具备一定的业务能力。最后，实行采购招投标制度，提高采购工作透明度，从源头上保证材料的质量。医院卫生材料、办公等低值易耗品的采购价格直接影响医疗成本的高低，所以，应该采用集中招标采购，规范医院物资供应途径及程序，禁止科室与经销商直接发生销售关系。保证采购物资质量与性价比，采购物品可定期遴选，货比三家，真正做到采购的卫生材料质优价廉、适量实用，达到控制成本、医院与患者多受益的目的。

（2）完善材料领用、保管制度。

加强材料领用与使用监管，对材料消耗实行定额动态管理。动态管理是指科室的材料消耗量随着服务量的增加而增加，随着服务量的减少而减少。也就是说，科室的定额消耗指标既要满足业务需要，又要讲究不浪费，避免医疗卫生材料耗费严重导致成本虚高，确保材料合理高效地使用。另外，应强化材料的保管制度。库管员应坚守岗位职责，把好材料入库、出库关口，尽可能地减少储存成本，做好库房的管理，避免库存过程中的损失。

（3）合理控制存货的库存量，降低储存成本。

运用存货控制方法，合理确定最经济的进货批量和储存期，减少不必要的资金占用，减少材料物资的积压、浪费和流失。采购部门可以充分借助财务管理的相关方法计算出经济批量，同时也借助库存数据的计算机统计资料，正确计算出每种耗材的最大用量、最短周转期和最佳库存量，这样能在保证医院正常运转的同时，减少库存的积压和资金的占用，使库存量更科学、合理。

4.3 服务时间控制

基于 TDABC 核算成本时，其中一个参数是医疗服务时间，其贯穿病人从开始就诊到治疗的全过程，所需时间长短与医院的医疗技术水平、医务人员的治病救人意识密切相关，十分客观地反映了医院的整体服务水平。时间就是质量、速度，没有时间的流程是没有效益的，是浪费的，所以必须进行科学、合理的时间控制。

4.3.1 时间控制指标的确定

尽管在医疗成本核算中，我们只采用了医护人员的服务时间，但在医疗服务流程中，也应该考虑患者的时间成本。假如病人到医院就医共花费 80 分钟时间，其中：用于挂号和交费的时间为 20 分钟，在候诊室等待就医的时间为 50 分钟，医生或护士的诊疗时间为 10 分钟，那么患者只有 1/8 的时间是在接受治疗。医生应为患者提供增值服务，医院应该尽量减少医疗服务流程中的非增值服务时间，从而使医生在更短的时间内治疗更多的病人。因此，时间控制指标的确定既要有医疗服务时间，也应该有患者的等待时间等。前者与成本直接相关；后者虽然不是构成成本的直接因素，但其和患者的满意度直接相关，也和医院的服务宗旨紧密相连。一般而言，可以将患者就诊过程中各个环节的等待时间、被服务时间、医护人员的有效服务时间以及床位的有效服务时间等设定为时间控制的各项指标，对各指标进行时间监控。

4.3.2 时间控制的措施

首先，对医疗服务时间进行动态时间监控。动态时间监控是以诊疗和护理工作流程的时间轴为标准，设置时间质控点，如入院记录、检验检查报告的追踪、上级医师查房和抢救记录等关键环节是否在规定的时间之内完成。可以采用概率法来计算平均作业时间，以确定控制基准。控制基准确定以后，还要选择一个适当的控制范围，即找出时间控制的上限和下限。一般情况下，根据以往的数据，对离散程度较大的指标，可把控制区域限定在平均数上、下 2 个标准差，可包括过去 95％的数据。而对某些离散程度较小，或需要进行严格控制的指标，可选择上、下 1 个标准差[①]。由于控制下限对医院服务意识影响不大，在实施控制时，下限可省略不计。如果流程中必要的前一个项目产生遗漏或工作流程发生颠倒，则及时对医师进行提醒，在上限时间内完成各个环节的诊疗。当然，如果确实超过了时间上限，要弄清原因，对特殊情况应特殊处理，毕竟诊疗的对象是存在很多不可控因素的患者，这也是对时间实行动态监控的重要原因。

其次，通过优化医疗服务流程，减少诊疗时间和患者等待时间，实现医院的成本控制。许多大医院都存在挂号、看病、交费、预约检查等等待时间长的状况，这已成为患者抱怨的一个主要问题。医院应当根据实际情况有目的地合理调配资源，研究医疗服务的工作流程，进行流程改造，尽量向患者提供快捷便利的医疗服务，从而大大提高患者满意度。

最后，注重医疗服务的效率，缩短患者就医等待时间。医院应在提高医疗服务效益上下功夫、想办法。比如，"平均住院日"是一项能全面反映医院服务效率和质量的综合性指标，缩短平均住院日能有效提高卫生资源的利用率，提高医疗效率。因此，医院应以缩短平均住院日为抓手，努力提高医疗效益。又如，在条件允许的情况下大力开展日间手术，可以减少手术室的压力和患者的手术等候时间。所以，提高医疗服务的生产效率，可以大大缩短患者的就医时间，同时提高患者的满意度，降低医院的医疗成本。

总之，时间是医院战略中的一个驱动因素，及时、快速和高质量地完成医疗服务，不仅对提高收入有帮助，而且可以降低医疗成本。对医疗服务时间进行控制，可采取科室自控、医务科监控、有关科室积极配合的办法[②]，通过对医疗过程中各个环节所需时间的动态控制，促进医疗服务的惯性运行和良性循环。

---

① 张凤印. 从时间控制入手强化医院服务意识 [J]. 中国医院管理，1993（12）：16—17.
② 张凤印. 从时间控制入手强化医院服务意识 [J]. 中国医院管理，1993（12）：16—17.

第 5 章　医院成本控制的前馈机制研究：
基于医院成本的预测分析

　　成本控制的前馈机制即成本的事前控制，包括成本预测、成本计划和成本决策。成本预测作为成本控制中事前控制的基础，可以定义为运用一定的科学方法和手段，对未来成本水平及其变化趋势做出科学的估计。在成本管理中，为了防止成本管理的失控现象，首先必须科学地进行成本预测，以判断未来成本的变化趋势，为管理者选择最优方案提供参考，减少决策的盲目性，从而使管理者做出正确决策。因此，成本预测在成本控制的前馈机制研究中有着重要的意义。

5.1　成本预测研究现状

5.1.1　成本预测的国内外研究

　　成本预测是成本控制的重要内容，国内外学者在各领域的成本预测方面做了大量的研究。Othman 等[①]对北亚美利加洲高校建筑的建设成本进行分析，提出了一个可持续发展的高校建筑概念的成本预测的多元回归模型，并与传统的建筑成本进行比较。Ficko M 等[②]对发动机全生命周期或者某一段时间的车

---

　　① Othman S A. Construction cost prediction model for conventional and sustainable college buildings in North America [J]. Journal of Taibah University for Science，2016，5（4）：1－4.

　　② Ficko M，Drstvensek I，Brezocnik M，et al. Prediction of total manufacturing costs for stamping tool in the basis of CAD－model of finished product [J]. Journal of Materials Processing Technology，2005（164）：1327－1335.

间维修成本的预测进行研究。H. S. Wang 等[1]集成运用粒子群优化算法和 BP 神经网络，将其用于对塑料注射成型零件的成本预测，以提高其预测精度。Gilang 等[2]提出了基于神经网络的反向传播法的人工智能计算方法，对 EPC 公司的投标方案进行成本预测，降低了项目成本预测间接成本的不确定性。赵学明[3]利用一元线性回归法和灰色预测模型 GM（1，1）科学、有效地对工程项目成本进行预测。孙祖妮[4]通过分析我国铁路运输成本的构成以及影响因素，充分考虑铁路运输成本支出中间接成本占较大比重的特点，选择作业成本法和 BP 神经网络相结合的方法对铁路货运成本进行预测。从上述文献综述可以看出，回归模型和 BP 神经网络在成本预测领域得到了广泛应用和发展。

5.1.2　医疗领域的成本预测研究

从 20 世纪 70 年代开始，医疗卫生资源不足与医疗成本快速增长之间的矛盾日益激烈，如何解决这些问题已经成为世界性难题，也严重制约了医疗事业的健康发展。因此，世界上许多科学家、学者和科研人员都在寻找能够控制医疗成本过快增长的有效方法。而单病种成本预测是医院在进行医疗成本管理时最常用的方法和最重要的环节，其可以为医院预测医疗成本指标的变化趋势，并为医疗成本的动态控制提供有效信息。但国内外学者对单病种成本预测方面的研究还比较少，还处于探索阶段。

一些专家在单病种成本影响因素方面做了一些研究。Munoz 等[5]对芝加哥地区长期急性护理医院中 70 个患者进行实验研究，利用医院利用率的因素模

① Wang H S，Wang Y N，Wang Y C. Cost estimation of plastic injection molding parts through integration of PSO and BP neural network [J]. Expert Systems with Applications，2013，2（40）：418－428.

② Gilang A S P，Rendra A T. Neural network method for instrumentation and control cost estimation of the EPC companies bidding proposal [J]. Procedia Manufacturing，2015（4）：98－106.

③ 赵学明. 基于一元回归法和灰色预测模型 GM（1，1）的工程项目成本预测 [J]. 电力经济研究，2011（12）：114－117.

④ 孙祖妮. 基于成本动因 BP 神经网络的铁路物流货运成本预测 [D]. 北京：北京交通大学，2012.

⑤ Munoz P L S，Hota B，Stemer A，et al. Prevention of bloodstream infections by use of daily chlorhexidine baths for patients at a long－term acute care hospital [J]. Infection Control and Hospital Epidemiology，2009，30（11）：1031－1035.

型对医院利用率与成本之间的关系进行预测。Hung 等[1]分析了中国台湾地区实施的全民健康保险制度（NHI），通过面板数据分析探讨了医疗成本的变化及影响因素，最后确定了某些因素对医疗成本的增加有着直接的影响。胡军等[2]采用 SPSS、NOSA 软件，利用最小二乘法，对单病种医疗成本的影响因素进行了相关分析，最后用岭回归方法建立了 23 个变量的医院成本定量的经济模型，结果发现，不仅医院的规模对医院成本有影响，医院资源的利用率对医疗成本也有重要的意义。另外，国内外学者在单病种医疗费用核算方面提出了很多估算方法，如运用作业成本法[3]、边际成本法[4]等详细成本法对病种成本进行预测，以制定收费标准和决策。E. Marseille 等[5]研究了发展水平较低的尼泊尔的医疗卫生发展水平，对该国的白内障手术成本进行了研究，并对其公共卫生白内障计划和捐助者机构的边际成本、资本成本以及平均经常性成本进行了估计。J. A. Zupancic 等[6]利用加拿大 385 名新生儿进行的预防性治疗试验数据，使用逐步线性回归模型对出生体重极低的婴儿的日常辅助费用进行预测并进行经济评价分析。杨开伦[7]采用估时作业成本法，根据每单位作业实需时间和疾病种类，通过与临床路径的有机结合，对医院病种进行成本核算。张荣强等[8]用曲线拟合构建兰州市 11 年来食管癌患者住院费用的回归模型，分析了患者住院费用的变化趋势并进行发病中期预测，为患者住院与卫生行政部门制定卫生决策提供依据。

从上述文献综述中可以看出，国内外学者在单病种医疗成本方面的研究主要集中在单病种医疗成本影响因素的分析和单病种费用核算方面，而在对单病

① Hung J H，Li C. Has cost containment after the National Health Insurance system been successful?：Determinants of Taiwan hospital costs ［J］. Health Policy，2008，85（3）：321—335.

② 胡军，姜潮，Han J，等. 岭回归方法对医院住院病人成本评估的探讨 ［J］. 中国医院统计，2000（3）：135—137.

③ Chan Y C. Improving hospital cost accounting with activity—based costing ［J］. Health Care Management Review，1993，18（1）：71—77.

④ Lin Y J，Chao T H，Yao Y，et al. How can activity—based costing methodology be performed as a powerful tool to calculate costs and secure appropriate patient care?　［J］. Journal of Medical Systems，2007，31（2）：85—90.

⑤ Marseille E，Gilbert S. The cost of cataract surgery in a public health eye care program in Nepal ［J］. Health Policy，1996，35（2）：145—154.

⑥ Zupancic J A，Richardson D K，O'Brien B J，et al. Daily cost prediction model in neonatal intensive care ［J］. International Journal of Technology Assessment in Health Care，2003，19（2）：330—338.

⑦ 杨开伦. 估时作业成本法在单病种费用核算中的应用 ［J］. 商业经济，2011（12）：51—52.

⑧ 张荣强，裴泓波，王敏珍，等. 应用回归模型预测食管癌住院费用 ［J］. 中国卫生统计，2009，26（4）：417—418.

种医疗成本预测方面的研究还很少涉及。成本预测作为成本管理的事前控制机制，对实现有效的成本管理有着重要的意义。对单病种医疗成本进行预测，不仅可以帮助医疗机构对医疗成本进行有效控制，而且能够防止滥用医疗服务项目、重复项目和分解项目，防止小病大治等现象。本书将基于各领域成本预测的方法，运用多元线性回归模型和 BP 神经网络对单病种医疗成本进行预测，首先对单病种医疗成本的影响因素进行分析，并基于这些影响因素构建单病种成本结构模型。基于此，本书在前述学者研究的基础上，以白内障病例为例，构建多元线性回归模型和 BP 神经网络对单病种成本进行预测，且充分考虑了多元线性回归模型的特点和 BP 神经网络较强的非线性拟合能力，并对两种方法的预测结果进行比较分析。

5.2　成本预测相关理论与技术

5.2.1　多元回归分析

回归分析研究的是一个因变量与一个或多个自变量之间的线性或非线性关系的一种统计方法。换句话说，它是通过对客观事物反复观察，并对其进行大量实验分析的基础上，以期能够寻找隐藏在变量间的那些看上去是不确定现象的统计规律性的统计方法。回归分析通过确定因变量与自变量之间的因果关系，建立回归模型以反映二者关系，并根据实测数据估计模型中的各个参数值，然后通过一定的评价方法评估回归模型是否能够很好地拟合实测数据，同时还可以根据自变量做进一步的预测。回归分析方法通过不断地发展和完善，理论已经比较成熟，它可以通过分析找出变量之间的定量关系，描述统计变量之间的数值变化规律，并进行相应的分析或预测，为研究者准确把握自变量对因变量的影响程度和方向提供了有效的方法。回归分析在经济、医学、金融以及社会科学等方面有着广泛的实践应用，包括进行线性回归、非线性回归、曲线回归、Logistic 回归等多种分析。

在现实生活中，许多实际问题的影响因子往往不是单一的而是多个的，这样的一个因变量与多个自变量的回归问题就是多元回归问题，而探索一个变量（因变量）与多个变量（自变量）之间的相互依存关系的统计方法便是多元回归；当因变量与各自变量之间为线性关系时，就称为多元线性回归。多元线性回归模型的构建与分析一般分为以下几个步骤：①根据研究问题的目标，选取相应的指标变量；②收集原始数据并进行整理；③选择合理的回归模型；④回归模型参数估计；⑤回归模型的拟合优度与检验；⑥回归模型的应用。

构建多元线性回归模型后，立即将其运用于变量的分析、预测和控制是不够严谨的。主要原因在于：第一，模型是否能够解释因变量与各自变量之间的相互依存关系；第二，模型是否存在多重共线性，是否符合现实情况。因此，在应用回归模型前，需要对其进行相应的检验，包括回归方程的显著性检验、回归系数的显著性检验、拟合优度的检验以及各自变量之间的多重共线性检验等。

5.2.1.1　多元线性回归数学模型

设因变量为 y，k 个自变量分别为 x_1，x_2，x_3，…，x_k，多元线性回归方程就是描述因变量 y 如何依赖于自变量 x_1，x_2，x_3，…，x_k 和误差值 ε 的方程，它的一般形式可以表示为

$$y = \beta_0 + \beta_1 x_1 + \beta_2 x_2 + \cdots + \beta_k x_k + \varepsilon$$

式中，β_0，β_1，β_2，β_3，…，β_k 为模型参数，其中 β_0 为回归常数，β_1，β_2，β_3，…，β_k 为回归系数；ε 为误差项。

多元线性回归模型的矩阵表达形式为

$$\boldsymbol{y} = \boldsymbol{\alpha} + \boldsymbol{\beta X} + \boldsymbol{\varepsilon}$$

式中，$\boldsymbol{y} = \begin{bmatrix} y_1 \\ y_2 \\ \vdots \\ y_n \end{bmatrix}$ 为被解释变量（因变量）；$\boldsymbol{\alpha} = \begin{bmatrix} \alpha_1 \\ \alpha_2 \\ \vdots \\ \alpha_n \end{bmatrix}$ 为模型的截距项（常量）；

$\boldsymbol{\beta} = \begin{bmatrix} \beta_1 \\ \beta_2 \\ \vdots \\ \beta_n \end{bmatrix}$ 为待估计参数；$\boldsymbol{X} = \begin{bmatrix} x_{11} & x_{12} & \cdots & x_{1k} \\ x_{21} & x_{22} & \cdots & x_{2k} \\ \vdots & \vdots & & \vdots \\ x_{n1} & x_{n2} & \cdots & x_{nk} \end{bmatrix}$ 为解释变量（自变量），

$\boldsymbol{\varepsilon} = \begin{bmatrix} \varepsilon_1 \\ \varepsilon_2 \\ \vdots \\ \varepsilon_n \end{bmatrix}$ 为误差项。

在多元线性回归模型中，对于 $\boldsymbol{\varepsilon}$ 有三个基本假设：

（1）误差项 $\boldsymbol{\varepsilon}$ 是一个期望值为 0 的随机变量。

（2）对于自变量 x_1，x_2，x_3，…，x_k 的所有值，$\boldsymbol{\varepsilon}$ 的方差 δ^2 都相同。

（3）误差项 ε 是一个服从正态分布的随机变量而且相互独立。

被解释变量的变化可以由 $\boldsymbol{\alpha} + \boldsymbol{\beta X}$ 组成的线性部分和随机误差项 ε 两个部分解释，而对于多元线性回归模型相关的参数的估计，一般采用最小二乘估计法来估计，就是利用样本统计量 $\hat{\beta}_0$，$\hat{\beta}_1$，$\hat{\beta}_2$，$\hat{\beta}_3$，$\cdots$，$\hat{\beta}_k$ 去估计回归模型中的未知参数 β_0，β_1，β_2，β_3，$\cdots$，β_k。

5.2.1.2　拟合优度检验

拟合优度检验用来衡量回归模型的样本回归量与样本观测值之间的接近程度。为了进一步描述二者之间的拟合程度，可以通过多重判定系数 R^2 进行分析。

$$R^2 = \frac{SSR}{SST} = 1 - \frac{SSE}{SST}$$

式中，$SST = \sum (y_i - \bar{y})^2$，表示总平方和；$SSR = \sum (\hat{y}_i - \bar{y})^2$，表示回归平方和；$SSE = \sum (y_i - \hat{y}_i)^2$，表示残差平方和。

总平方和 SST 反映的是因变量 y 的实际观测值的离散情况；回归平方和 SSR 反映的是回归模型的估计值 $\hat{y}_i$ 的离散情况；残差平方和 SSE 表示除了自变量外的其他影响因素引起的估计值 $\hat{y}_i$ 与实际观测值 y_i 之间的随机误差。

多重判定系数 R^2 是用来度量多元线性回归模型拟合程度的统计量，反映了在因变量 y 的变差中能够被回归模型所解释的比例。多重判定系数 R^2 越接近于 1，表明回归模型对实际观测数据的拟合程度越高，因变量 y 的变差绝大部分能够被回归方程所解释；反之，如果多重判定系数 R^2 接近于 0，说明回归模型对实际观测值的拟合效果不是太好，需要进一步进行修正。

5.2.1.3　显著性检验

多元线性回归方程的显著性检验分为线性关系检验和回归系数检验，一般来说，这两种检验方式是等价的。

（1）线性关系检验。

判定因变量 y 与各自变量之间的线性关系是否显著，提出了如下假设：

H_0：$\beta_1 = \beta_2 = \cdots = \beta_k = 0$；

H_1：β_1，β_2，$\cdots$，β_k 至少有一个不等于 0。

线性关系检验一般采用 F 检验：

$$F = \frac{SSR/k}{SSE/(n - k - 1)} \sim F(k, n - k - 1)$$

即服从自由度为（k，$n-k-1$）的 F 分布。

（2）回归系数检验。

回归系数检验的假设与线性关系检验的假设基本一样，H_0：$\beta_i = 0$；H_1：$\beta_i \neq 0$。检验方式一般采用 t 检验：

$$t_i = \frac{\hat{\beta}_i}{s_{\hat{\beta}_i}} \sim t(n-k-1)$$

式中，$s_{\hat{\beta}_i}$ 是回归系数 $\hat{\beta}_i$ 的抽样分布标准差，服从自由度为（$n-k-1$）的 t 分布。

5.2.1.4 多重共线性分析

在多元线性回归模型中由于存在多个自变量，所以可能存在两个或多个自变量之间彼此相关的情况，这样就会导致多重共线性问题。检验是否存在多重共线性问题最简单的方法就是计算各自变量之间的相关系数并进行显著性检验，一般来说，如果出现以下问题，则极有可能存在多重共线性问题：

（1）回归模型中自变量之间存在显著相关关系。

（2）回归模型的线性关系显著而各回归系数却不显著。

（3）回归系数的正负号与实际相反。

回归方程的多重共线性量化描述也可以利用方差膨胀因子 VIF 进行分析，一般来说，利用 VIF 判定多重共线性问题的标准为 10，如果 $VIF_i \geqslant 10$，则说明模型中的自变量 x_i 与其他自变量之间存在多重共线性，VIF_i 数值越大，说明自变量之间的共线性越大。

5.2.2 BP 神经网络

神经网络的全称为人工神经网络（Artificial Neural Network，ANN），人工神经网络是在现代人类对大脑神经网络认识理解的基础上人工构造的能够实现某种功能的神经网络。它是理论化的人脑神经网络的数学模型，是基于模仿大脑神经网络结构和功能而建立的一种信息处理系统，它实际上是由大量简单神经元件相互连接而成的复杂网络，网络的学习与识别取决于各神经元连接权系数的动态演化过程。神经网络的学习规则又称为神经网络的训练算法，可用来计算更新神经网络的权值和阈值，学习规则分为两类：①有导师学习；②无导师学习。神经网络经过几十年的兴衰，已经发展了上百种人工神经网络，但大部分都是几种典型网络的变形和组合，一般来说，人工神经网络的拓扑结构分为两种：前向网络和反馈网络，包括单层感知器、自适应线性神经网络、BP 神经网络、连续型与离散型霍普菲尔神经网络、自适应共振理论网络等。

5.2.2.1   BP 神经网络的结构

BP 神经网络为反向传播（Back－Propagation，BP）网络，是一种采用有导师学习算法的典型的多层前向型神经网络，由 Rumelhard 和 McClelland 于 1986 年提出。BP 神经网络具有一个输入层、多个隐含层（可以是一个隐含层，也可以是多个隐含层）以及一个输出层，层与层之间采用全连接的方式，同一层的神经元之间不存在相互连接。

BP 神经网络作为一种典型的多层前馈神经网络，其主要特点可以归纳为输入信号向前传播而误差信号却向反方向传递，输入信号在神经网络中逐层处理一直到输出，同时神经网络中各神经元之间也会相互影响。如果输出结果没有达到期望要求，信号将会进行反方向传递，然后根据预测误差对神经网络的权重和阈值进行调整，从而使预测输出不断逼近期望输出。在 BP 神经网络中，隐含层中的神经元一般采用 S 型传递函数，输出层的神经元多采用线性传递函数，图 5.1 为典型的具有一个隐含层的三层网络的 BP 神经网络拓扑结构。

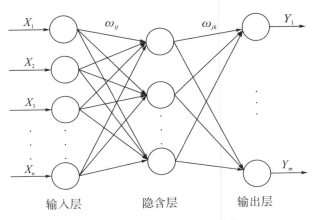

图 5.1   BP 神经网络拓扑结构

图 5.1 中，输入节点数为 n，输出节点数为 m，X_1，X_2，X_3，…，X_n 为 BP 神经网络的输入值，Y_1，…，Y_m 为 BP 神经网络的预测值，ω_{ij} 和 ω_{jk} 为 BP 神经网络的权值。

5.2.2.2　BP 神经网络的学习算法

BP 神经网络的基本思想是对一定数量的样本对（输入和期望输出）进行学习，即将样本的输入数据送至输入层的各个神经元，经过隐含层和输出层计算后，输出层的各个神经元输出相应的预测值。BP 神经网络在进行预测前首先需要对样本数据进行训练，通过训练使网络具有联想记忆和预测能力，BP 神经网络的训练过程包括以下几个步骤：

（1）网络初始化。根据系统输入输出序列（X，Y）确定网络输入层节点数 n、隐含节点数 l、输出节点数 m，初始化输入层、隐含层、输出层之间的连接权值 ω_{ij}，ω_{jk}，初始化隐含层阈值 a 和输出层阈值 b，给定学习速率和神经元激励函数。

（2）隐含层输出计算。根据输入向量 $\boldsymbol{X}$，输入层与输出层之间的连接权值 ω_{ij} 以及隐含层阈值 a，计算隐含层输出 R。

$$R_j = f\left(\sum_{i=1}^{n} \omega_{ij} x_i - a_j\right) \qquad j = 1,2,\cdots,l$$

式中，l 为隐含节点数；f 为隐含层激励函数，$f(x)=\dfrac{1}{1+\mathrm{e}^{-x}}$。

（3）输出层输出计算。根据隐含层输出 R、连接权值 ω_{jk} 以及输出层阈值 b，计算 BP 神经网络的预测输出 G。

$$G_k = \sum_{j=1}^{l} R_j \omega_{jk} - b_k \qquad k = 1,2,\cdots,m$$

（4）误差计算。根据网络预测输出 G 和期望输出 Y，计算网络预测误差 e。

$$e_k = Y_k - G_k \qquad k = 1,2,\cdots,m$$

（5）权值更新。根据网络预测误差 e，更新网络连接权值 ω_{ij}，ω_{jk}。

$$\omega'_{ij} = \omega_{ij} + \eta R_j(1-R_j)x(i)\sum_{k=1}^{m} \omega_{jk} e_k \qquad i = 1,2,\cdots,n; j = 1,2,\cdots,l$$

$$\omega'_{jk} = \omega_{jk} + \eta R_j e_k \qquad j = 1,2,\cdots,l; k = 1,2,\cdots,m$$

式中，η 为学习速率。

（6）阈值更新。根据网络预测误差 e，更新网络节点阈值 a，b。

$$a'_j = a_j + \eta R_j(1-R_j)\sum_{k=1}^{m} \omega_{jk} e_k \qquad j = 1,2,\cdots,l$$

$$b'_k = b_k + e_k \qquad k = 1,2,\cdots,m$$

（7）判断算法迭代是否结束，若没有，返回第二步继续迭代，直到满足误差条件。

5.3　单病种医疗成本的影响因素分析

单病种成本付费模式是指通过统一的疾病诊断分类，科学地制定出每一种疾病的定额偿付标准。也就是说，明确规定某一种疾病医疗成本的合理范围，从而既避免了医疗单位滥用医疗服务项目、重复项目和分解项目，防止医院小病大治，又保证了医疗服务质量，降低了医疗成本，缓解了医患矛盾。因此，单病种成本付费在很多方面都有着无可替代的独特优势。对单病种医疗成本影响因素进行深入研究，不仅可以帮助医疗机构提高医疗质量、控制医疗成本、提高工作效率和服务质量，而且能够使患者得到有效的治疗，降低患者的医疗成本。

5.3.1　病人自身的影响因素

（1）病人的生物学特征。

在单病种的治疗过程中，患者自身的生物学特征或多或少会对医疗成本产生影响，比如病人的性别和年龄等。对于很多疾病，男女的发病概率以及治疗时间是有很大差距的，因此病人性别对其患病的概率和治疗周期的影响必然也会影响医疗成本。据不完全统计，病人的年龄对病种的治疗成本有着很大的影响，一般来说，病人的年龄与医疗成本呈现微笑曲线的关系，病人年龄越大或者越小，医疗成本就越高，简言之，对于同一病种，老人和小孩的医疗成本比较高，而青壮年医疗成本较低，这主要是由于老人与小孩的抵抗力和免疫力都比较低，对于疾病的恢复能力比较差，治疗周期必然延长。

（2）病人的经济学特征。

病人的医疗成本与其经济条件是息息相关的。在医疗保险方面，城镇居民基本医疗保险患者、新型农村合作医疗保险患者以及全自费患者在医疗成本方面存在明显的差异，主要原因在于城镇居民基本医疗保险患者和新型农村合作医疗保险患者因医疗成本可以部分报销，在医疗材料和医药产品的应用方面较少考虑经济因素。另外，城镇居民基本医疗保险患者与新型农村合作医疗保险患者虽然都可以报销一部分医疗成本，但由于报销比例存在差别，这两类医保患者的医疗成本也会有所差异。而对于全自费患者，在其选择医疗材料和药品时，就需要考虑经济承受能力。

（3）病人的病理学特征。

病人的发病时间、患病的严重程度等必然会影响单病种的医疗成本，一般来说，病人的发病时间越长，对患者的身体影响越大，而且可能影响患者身体其他部位功能的正常运行而引发并发症等，因此，发病时间越长，医疗成本也就越高。病情严重、急症入院患者的医疗成本一般比普通入院患者高，这主要是因为在病情严重或急症的情况下，医院所采取的临床路径不同。

5.3.2　医疗机构的影响因素

（1）医院因素。

医院方面对单病种医疗成本有显著影响的因素主要有医院等级（三甲医院、省级医院等医疗成本较高）、医疗技术（医院拥有先进医疗技术、设备的水平）、服务水平（在院的护理服务、出院的康复服务）等，这些影响因素在单病种医疗成本中占有很大比重。医院精湛的医疗技术、医务人员细致的护理服务可以促进患者早日康复，并且可以减少患者感染或诱发其他并发症的可能性，同时也可以降低患者再入院的概率，从而降低单病种的医疗成本。除此之外，不同等级的医疗机构在单病种医疗成本控制方面也存在着明显差异。

（2）医生因素。

医生的级别（主治医师、副主任医师、主任医师）也是影响医疗成本的一个重要因素，不同级别的医生占用医院的资源不同，因此其出诊的成本自然也会有差异。医生医术能力的高低和职业道德水平会影响其对该单病种所采取的治疗方案，从而影响单病种的医疗成本。

综合上述关于单病种医疗成本影响因素的分析，再结合收集到的白内障医疗数据，可得到如表 5.1 所示的内容，包含生物学特征、经济学特征、病理学特征以及医疗机构影响等因素。在经济学特征中，医疗材料人工晶体的植入类型包括：0 表示没有植入人工晶体，1 表示植入普通（价格比较低）的人工晶体，2 表示植入中级的人工晶体，3 表示植入高级的人工晶体（进口的）。白内障疾病一般通过手术摘除，手术类型一般分为白内障囊外摘除、白内障超声乳化摘除、白内障囊膜切除三类，手术成本有所不同。附加诊断主要是患者可能同时患有几种疾病，这里笔者只考虑了眼科类的并发症，患者可能同时患有白内障和青光眼、玻璃体、斜视等合并症，从而影响手术的复杂度以及医疗成本。其他说明如表 5.1 所示。

表 5.1 白内障医疗成本影响因素变量说明

因素性质	因素名称	因素说明
生物学特征	性别	1＝男，0＝女
	年龄	原始数据
经济学特征	付费方式	1＝城镇居民基本医疗保险，2＝新型农村合作医疗保险，3＝全自费
	麻醉方式	0＝局麻，1＝全麻
	人工晶体植入类型	0＝无，1＝普通，2＝中级，3＝高级
病理学特征	手术类型	1＝白内障囊外摘除，2＝白内障超声乳化摘除，3＝白内障囊膜切除
	入院情况	0＝一般，1＝严重
	附加诊断	0＝无，1＝有并发症或伴随症
医疗机构影响	医生级别	1＝主治医师，2＝副主任医师，3＝主任医师
	手术时长	原始数据
成本	总医疗成本	原始数据

5.4 单病种医疗成本的统计与分析

5.4.1 数据来源和处理

（1）数据来源。

本书所采用的数据来自四川省某三级甲等医院的眼科 HIS 信息系统，进行单病种医疗成本研究选取白内障疾病作为单病种的一个示例。在选取数据方面，笔者考虑了经济发展水平和医疗技术发展对医疗成本的影响，因此本书选取数据的时间周期比较短，从医院眼科数据库中选取了 2015 年 5 月 1 日到 2015 年 10 月 1 日的白内障医疗数据作为原始数据。

（2）数据预处理。

一个高质量的数据样本是我们进行数据分析的基础和前提，从医院的 HIS 信息系统中调出的原始数据不能直接应用于我们的研究，主要原因在于：第一，数据非常杂乱。由于各系统之间没有统一的标准，导致从相关的应用系统中调出的数据结构并不完全一致，需要进行预处理。第二，存在很多重复数据。调出的数据往往存在对同一客观事物有着两个或两个以上完全相同的描述，导致信息重复，因此需要进行预处理。第三，数据的不完整性。工作人员录入或系统原因可能导致部分数据丢失，从而使数据不完整，因此需要进行预处理。为了获得高质量的数据样本、顺利进行数据分析，以及获得精确合理的分析结果，必须对原始数据样本进行预处理。

首先将没有统一标准的系统数据转化为统一标准数据，然后删除或合并重复性数据，简化数据维度，最后通过数据修正来处理数据缺失问题。本书在处理数据缺失问题方面，将数据缺失分为两类：一类为轻微数据缺失；另一类为严重数据缺失。对这两类数据缺失问题采取不同的处理方式，对于轻微数据缺失，如果是字符型数据，则统计出频率最高的数据值，并将其填入缺失数据；如果是数值型数据，则将这一维度的数据均值作为它的值。对于严重数据缺失，处理方法就是直接删除。最后通过数据预处理，获取符合单病种成本预测要求的数据样本，最终本书从医院 HIS 信息系统中获得 483 例白内障医疗数据样本。

5.4.2　描述性统计与分析

（1）医疗总成本描述性统计。

单病种医疗总成本是由多种医疗成本组合而成的，本书所研究的白内障医疗总成本可以简单分为诊断类成本、治疗成本、手术费、综合医疗服务费、康复费、医用耗材成本和其他成本。其中，诊断类成本包括病理诊断费、临床诊断项目费以及医生的人工费；治疗成本包括占用医疗设备成本和药品费；综合医疗服务费包括护理费、床位费等。这些成本组成了整个单病种的总医疗成本。本书从某三级甲等医院收集了 483 例白内障患者医疗数据，在这个医疗数据样本中，白内障治疗总成本最高值为 13359 元，最低值为 2015 元，均值为 6292.29，标准差为 2639.43。

表 5.2　总医疗成本描述统计量

项目	N	极小值	极大值	均值	标准差	偏度		峰度	
	统计量	统计量	统计量	统计量	统计量	统计量	标准误差	统计量	标准误差
总医疗成本	483	2015.00	13359.00	6292.29	2639.43	0.449	0.194	−0.754	0.385
有效的 N	483	—	—	—	—	—	—	—	—

（2）生物学特征统计分析。

通过对收集来的白内障医疗数据样本进行统计分析，我们发现，在 483 例白内障患者数据中，男性患者有 271 例，占患者总数的 56.10%；女性患者有 212 例，占 43.90%，说明在白内障患病率上男性患者大于女性患者（图 5.2）。

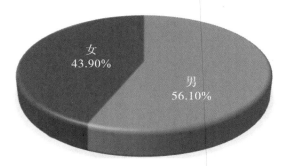

图 5.2　白内障患者男女比例

在年龄方面（图 5.3），患者的平均年龄为 61.5 岁，年龄跨度从 1 岁到 95 岁。通过对 483 例白内障患者的年龄进行分析，我们发现，不同年龄阶段患白内障的比例不同，其中患病人数最多的年龄阶段为 61～70 岁，共有 148 人次，占患者总数的 30.6%；其次是 71～80 岁和 51～60 岁，分别占患者总数的 28% 和 13%，反映了白内障的高犯病率人群为 60 岁以上的老年人，这一年龄阶段白内障患病人数占总人数的 60%，应作为重点监测对象。同时，也不能忽略青少年白内障的发病率，有不少青少年也患有该疾病，应该注意的是，在样本数据中，有 26 名 1～10 岁的小孩患有白内障，占患者总数的 5.4%。

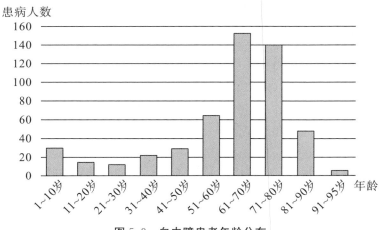

图 5.3　白内障患者年龄分布

（3）经济学特征统计分析。

白内障治疗过程中，患者的经济条件必然影响其对医疗方案的选择，而患者医疗成本的付费方式决定着实际需要支付的成本。一般来说，全自费患者可能会更多地考虑医疗成本问题，从而选择比较便宜的治疗方案；而城镇居民基本医疗保险患者和新型农村合作医疗保险患者，由于医疗成本能够报销一部分而相对较少考虑医疗成本问题，可能会选择价格比较贵的治疗方案。医疗成本支付方式的不同对医疗总成本有着重要的影响。在本书所收集的白内障医疗数据中，有 49.70% 的患者拥有城镇居民基本医疗保险；15.90% 的患者拥有新型农村合作医疗保险；而 34.40% 的患者既没有城镇居民基本医疗保险，也没有新型农村合作医疗保险，从而选择全自费模式（图 5.4）。

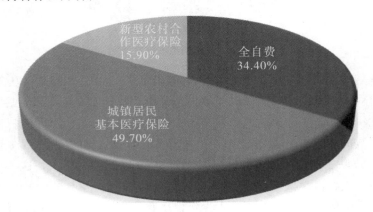

图 5.4　白内障患者支付方式

一般医院在治疗白内障时，人工晶体的植入是十分常见的，白内障手术后，只要眼睛条件许可，都应植入人工晶体。白内障手术就是用正常的人工晶体代替人眼混浊的晶状体，让眼睛重见光明。人工晶体是一种高科技产物，是取代混浊晶体并植入眼内无须更换的一种光学晶体。目前最常用的人工晶体成分为聚甲基丙烯酸甲酯（PMMA），具有很高的透率，在眼内无退变现象，无刺激作用，生物相容性好。另外，材料内加入了紫外线吸收剂，可防止紫外线射入眼内，以预防光损伤性视网膜病变，并且可以安全放在眼内 30～40 年无退化现象。当然，这种人工晶体由于材料或者制作工艺的不同，价格也会有差异，从而影响医疗成本。市场上白内障人工晶体的价格为 1600～9000 元，本书对其进行了简单的分类：1600～3600 元的晶体为普通晶体；3600～6000 元的晶体为中级晶体；6000 元以上的晶体为高级晶体。

通过对 483 例白内障患者医疗数据进行分析，我们发现，患者中有

10.20％的人没有植入人工晶体，原因是患者的病情无须植入人工晶体或患者选择了药物治疗；患者选择植入普通晶体的占患者总数的 37.60％；选择植入中级晶体的占患者总数的 33.10％；选择植入高级晶体的占患者总数的 19.10％（图 5.5）。由于人工晶体成本比较高，特别是高级晶体比较昂贵，患者出于经济因素的考虑，大多都选择普通晶体和中级晶体。

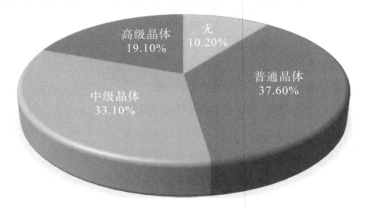

图 5.5　人工晶体植入等级分布

（4）病理学特征统计分析。

并发症是指一种疾病在发展过程中引起另一种疾病或症状的发生。白内障的发病过程也可能引发其他疾病或症状的发生，常见的白内障并发症有玻璃体混浊和青光眼等，也有可能伴随其他疾病或症状。本书所收集的白内障医疗数据中，有少数患者在患有白内障的同时还伴随着玻璃体混浊、青光眼以及斜视等疾病，通过对医疗数据附加诊断进行分析发现，其中，6.4％的患者患有并发症，包括白内障＋玻璃体混浊、白内障＋青光眼、白内障＋视网膜脱离等。在 6.4％的并发症患者中，发病率最高的为白内障＋玻璃体混浊，占 53.30％，这说明白内障的发展容易引发玻璃体混浊；而白内障＋青光眼和白内障＋视网膜脱离分别占 33.30％和 13.40％（图 5.6）。

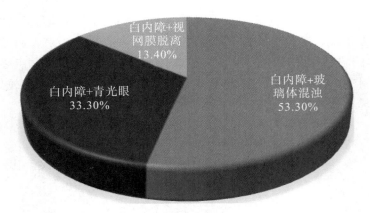

图 5.6　白内障并发症类型

（5）医疗机构方因素统计分析。

白内障手术作为医院眼科最常见的病种手术，对于一个三级甲等医院来说，每年要进行上百台，因此，白内障手术时长反映了该医院医生技术水平的高低和医院设备的先进程度。同时根据相关文献可知，手术时长与手术成本存在着相关关系，对医疗成本会产生较大影响。根据对收集数据中手术时长的分析发现，该医院白内障手术的平均手术时长为 23.97 分钟，所有手术的时长大多数都集中在 10～30 分钟之间。

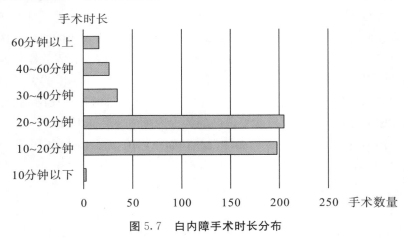

图 5.7　白内障手术时长分布

单病种医疗成本的组成十分复杂，影响单病种医疗成本的因素有很多，那么，这些因素与医疗成本的影响是否存在显著关系呢？为了更加清晰地反映这些影响因素与单病种医疗成本的相关关系，本书采用相关性分析方法对这些影响因素与医疗成本进行分析，研究各影响因素与医疗成本之间的显著相关关系。

5.4.3　影响因素的相关性分析

相关性分析最早由霍特林（Hotelling）提出，是用来研究变量之间相关关系的一种多元统计方法。它能够揭示变量之间的内在联系以及是否存在某种依存关系，并针对具体有依存关系的变量，探讨其相关方向和相关程度。其目的是识别并量化变量之间的联系，将变量之间的相关关系转化为变量与变量之间的线性组合。

在统计分析过程中，通过制作相关图或相关表，可以直接判断变量之间大致呈现何种形式的关系。相关图或相关表虽然可以判断变量之间有无相关关系，并能够对变量间的关系形态进行大致的描述，但相关图或相关表不能准确反映变量之间的关系强度，因此，为了准确度量变量之间的关系强度，引入相关系数。

相关系数是根据样本数据计算的用来度量两变量之间关系强度的统计量。相关系数有两类：一类为总体相关系数；另一类为样本相关系数。总体相关系数是根据总体全部数据计算得到的；而样本相关系数是根据样本数据计算得到的。针对不同类型的变量，对于相关系数的计算一般都是有区别的，常用的相关系数计算方法主要有：简单相关系数（Pearson），适用于等间隔测度；等级相关系数（Spearman）和秩相关关系（Kendall），两者都适用于非参测度。

（1）Pearson 简单相关系数。

随机变量 X，Y 的联合分布为二维正态分布，x_i 和 y_i 分别为 n 次独立观测值，那么 ρ 和 r（ρ 表示总体相关系数，r 表示样本相关系数）的计算公式分别为

$$\rho = \frac{E[X - E(X)][Y - E(Y)]}{\sqrt{D(X)} \cdot \sqrt{D(Y)}}$$

$$r = \frac{\sum_{i=1}^{n}(x_i - \bar{x})(y_i - \bar{y})}{\sqrt{\sum_{i=1}^{n}(x_i - \bar{x})^2} \cdot \sqrt{\sum_{i=1}^{n}(y_i - \bar{y})^2}}$$

式中，$\bar{x} = \frac{1}{n}\sum_{i=1}^{n} x_i$；$\bar{y} = \frac{1}{n}\sum_{i=1}^{n} y_i$。

可以证明，样本相关系数 r 为总体相关系数 ρ 的最大似然估计量。其中，r 的取值范围为 $[-1, +1]$，当 $|r| = 1$ 时，表明变量 X 与变量 Y 之间存在

完全线性相关关系，即说明两变量 X，Y 具有一定的线性函数关系；当 $r=0$ 时，表明变量 X 与变量 Y 之间不存在相关关系，即说明变量 Y 的变化与 X 的取值无关；当 $|r| \geqslant 0.8$ 时，表明变量 X 与变量 Y 之间存在高度相关关系；当 $|r| < 0.3$ 时，表明 X 与 Y 之间存在弱相关关系；当 $0.3 \leqslant |r| < 0.8$ 时，表明 X 与 Y 之间存在中度相关关系。

（2）Spearman 等级相关系数。

等级相关系数是用来考察两变量中至少有一个为定序变量时的相关系数，例如，职位等级与工资之间的关系，其计算公式为

$$r = 1 - \frac{6 \sum_{i=1}^{n} d_i^2}{n(n^2 - 1)}$$

式中，d_i 表示 y_i 的秩和 x_i 的秩之差；n 为样本容量。

（3）Kendall 秩相关关系。

Kendall 秩相关关系利用变量秩计算一致对数目 U 和非一致对数目 V，采用非参数检验的方法度量定序变量之间的线性关系，其计算公式为

$$\tau = (U - V) \frac{2}{n(n-1)}$$

式中，n 为样本容量。

在多元线性回归模型当中，常用 Pearson 简单相关系数（皮尔森相关系数）来反映各变量之间的线性相关程度。所以，本书采用 Pearson 简单相关系数来分析和判断白内障医疗成本与其他影响因子之间的线性相关程度。在相关分析中，总体相关系数 ρ 的假设检验中，原假设为 H_0：$\rho = 0$，表示变量之间不存在相关关系；备择假设为 H_1：$\rho \neq 0$，表示变量之间存在相关关系。而对于 Pearson 简单相关系数的检验一般采用 t 检验，对应统计量为

$$T = \frac{r\sqrt{n-2}}{1-r^2} \sim t(n-2)$$

式中，r 表示 Pearson 简单相关系数值；n 表示样本观测个数。

综上所述，本书依据常用统计工具 SPSS 21.0 进行相关分析，白内障总医疗成本与各影响因子的相关分析结果如表 5.3 所示，各影响因子之间的相关性分析见附录 3。

表 5.3　Pearson 相关性分析

		性别	年龄	手术类型	医生级别	手术时长	人工晶体植入	麻醉方式	付费方式	入院情况	附加诊断	总医疗成本
总医疗成本	Pearson 相关性	−0.043	0.086	0.127＊	0.644＊＊	−0.028	0.805＊＊	0.126＊	−0.554＊＊	0.326＊＊	0.260＊＊	1
	显著性（单侧）	0.296	0.143	0.047	0.000	0.362	0.000	0.047	0.000	0.000	0.000	
	N	483	483	483	483	483	483	483	483	483	483	483

注：＊表示在 0.05 水平（单侧）上显著相关；＊＊表示在 0.01 水平（单侧）上显著相关。

从表 5.3 可以看出，对白内障总医疗成本影响最大的因素为人工晶体植入，其 Pearson 简单相关系数为 0.805，表明两者之间存在不完全相关且为正相关。而在白内障人工晶体植入成本中，人工晶体材料成本为主要成本，患者选用植入人工晶体的等级是影响总医疗成本的首要因素，两者之间不相关的单侧显著性检验值为 0.000＜0.01，表明在 0.01 的显著水平上否定了二者不相关的假设。负责治疗的医生级别和患者付费方式的 Pearson 简单相关系数分别为 0.644 和−0.554，表明医生级别与总医疗成本是正相关，而付费方式与总医疗成本为负相关，其单侧显著性检验值都为 0.000，说明这两个因素与总医疗成本在 0.01 水平上有着较强的相关关系。手术类型和麻醉方式的 Pearson 简单相关系数分别为 0.127 和 0.126，表明其与总医疗成本之间存在弱相关关系，而单侧显著性检验值都为 0.047，表明其与总医疗成本在 0.05 水平上显著相关。另外，性别、年龄以及手术时长对医疗成本的 Pearson 简单相关系数的绝对值都小于 0.1，而且其单侧显著性检验值也都大于 0.1，说明这三个因素对总医疗成本几乎没有影响，可以忽略不计，也就是说，性别、年龄以及手术时长与总医疗成本不存在相关关系。

5.5　多元线性回归模型在白内障医疗成本预测中的应用

白内障医疗总成本由多种医疗成本组成，对其进行相应的成本核算是相当复杂且有一定难度的。对白内障总成本进行预测研究，既可以为医院单病种医疗成本管理提供一个有效依据，又可以从经济角度为患者选择治疗方案提供参考。因此，本书从多元线性回归分析角度出发，以每个白内障患者的性别、年龄、手术类型、医生级别、手术时长、人工晶体植入、麻醉方式、付费方式、入院情况以及附加诊断等作为自变量，以白内障患者最终治疗成本为因变量，利用多元线性回归理论对数据样本进行建模分析，再对模型进行相应的统计量检验，确保多元线性回归模型与样本观测值之间的显著关系，为该模型进行科学、有效的预测提供理论支持，最后利用该模型对白内障总医疗成本进行预测。

在选择自变量因素时，必须考虑其是否对因变量有着显著的相关关系，所以在构建多元线性回归模型前，本书对白内障总医疗成本与各影响因子之间进行了相关性分析，如 5.4.3 节所示，发现性别、年龄以及手术时长与医疗总成本之间不存在显著的相关关系，因此在后面构建多元线性回归模型时，去除这三个自变量。

最后本书选取了四川省某三甲医院眼科白内障手术类型、医生级别、人工晶体植入、麻醉方式、付费方式、入院情况以及附加诊断的数据作为自变量，以白内障患者最终治疗成本为因变量构建多元线性回归模型。

5.5.1 多元线性回归模型的构建

本书对白内障医疗成本数据进行多元线性回归分析，利用常用的统计工具 SPSS 21.0，分析结果如表 5.4、表 5.5 所示。

表 5.4 输入/移去的变量[a]

模型	输入的变量	移去的变量	方法
1	附加诊断、人工晶体植入、手术类型、入院情况、麻醉方式、付费方式、医生级别[b]	性别、年龄、手术时长	输入

注：a. 因变量：总医疗成本。

b. 已输入所有请求的变量。

表 5.5 模型汇总[b]

模型	R	R^2	调整 R^2	标准估计的误差	Durbin-Watson
1	0.990[a]	0.980	0.979	382.29958	1.352

注：a. 预测变量：（常量）、附加诊断、人工晶体植入、手术类型、入院情况、麻醉方式、付费方式、医生级别。

b. 因变量：总医疗成本。

表 5.5 给出的是评价模型的检验统计量。从表 5.5 得到多元线性回归模型的调整 R^2 为 0.979，说明模型的拟合优度是非常高的，而且 Durbin－Watson 为 1.352，大于 1，可以认为模型不存在序列的自相关。

表 5.6　ANOVA[a]

模型		平方和	df	均方	F	Sig.
1	回归	1065012165.724	7	152144595.103	1040.996	0.000[b]
	残差	21776792.332	475	146152.969		
	总计	1086788958.056	482			

注：a. 因变量：总医疗成本。

b. 预测变量：（常量）、附加诊断、人工晶体植入、手术类型、入院情况、麻醉方式、付费方式、医生级别。

表 5.6 给出的是方差分析结果，从表中可以得到多元线性回归模型的 F 值为 1040.996，相应的 P 值为 0.000，小于显著水平 0.05，因此，可以判定各影响因子对白内障医疗成本解释的部分是非常显著的。

表 5.7　回归系数以及相应统计量

模型		非标准化系数		标准系数	t	Sig.	共线性统计量	
		B	标准误差	试用版			容差	VIF
1	（常量）	1521.223	202.224		7.522	0.000		
	手术类型	374.116	38.134	0.115	9.811	0.000	0.985	1.015
	医生级别	1034.691	46.831	0.292	22.094	0.000	0.772	1.295
	人工晶体植入	1359.437	30.791	0.582	44.150	0.000	0.775	1.291
	麻醉方式	463.169	64.529	0.086	7.178	0.001	0.947	1.056
	付费方式	−876.111	41.190	−0.266	−21.270	0.000	0.862	1.160
	入院情况	1436.552	63.848	0.264	22.500	0.000	0.980	1.020
	附加诊断	1407.857	65.360	0.252	21.540	0.000	0.984	1.016

表 5.7 给出的是多元线性回归模型的回归系数以及一些相应的统计量。从表中可以得到多元线性回归模型中的常量值以及各自变量相应的系数，另外还得到了多元线性回归模型中的常量与各自变量的 t 值，相应的 P 值都小于 0.05，这说明各影响因子与白内障总医疗成本的相关关系是非常显著的，这与表 5.6 方差分析结果一致。同时，从表 5.7 中也可以得到方差膨胀因子 VIF，根据 VIF 判定多元线性回归模型多重共线性问题的标准，自变量的 $VIF_i <$ 10，表明多元线性回归方程不存在多重共线性问题。

设白内障总医疗成本为 Y，手术类型为 X_1，医生级别为 X_2，人工晶体植入为 X_3，麻醉方式为 X_4，付费方式为 X_5，入院情况为 X_6，附加诊断为 X_7，可以得到多元线性回归方程为

$$Y = 1521.223 + 374.116X_1 + 1034.691X_2 + 1359.437X_3 + 463.169X_4 - 876.111X_5 + 1436.552X_6 + 1407.857X_7$$

表 5.8　残差统计量[a]

	极小值	极大值	均值	标准偏差	N
预测值	2015.0935	12346.4766	6292.2877	2612.85305	483
残差	−871.91046	1012.52374	0.00000	373.62391	483
标准预测值	−1.637	2.317	0.000	1.000	483
标准残差	−2.281	2.649	0.000	0.977	483

注：a. 因变量：总医疗成本。

表 5.8 给出一些残差统计量。从表中得到残差的最小值为 −871.91046，最大值为 1012.52374，但残差均值为 0.00000。图 5.8 和图 5.9 给出了标准化残差的频率分布直方图和标准化残差的标准 P—P 图。从图 5.8 可以看出，标准化后的残差基本满足正态分布。图 5.9 以实际观测的累计概率为横轴，以正态分布的累计概率为纵轴，因此，如果样本数据来自正态分布，那么所有散点都应该分布在对角线附近。从图 5.9 可以看出，分析结果正是如此，因此可以判定标准化的残差基本服从正态分布，与图 5.8 分析结果一致，满足多元线性回归模型的基本假设。

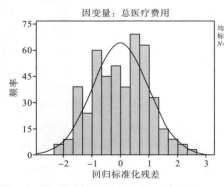

图 5.8　标准化残差的频率分布直方图

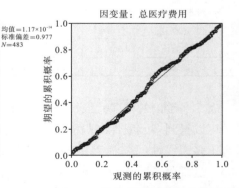

图 5.9　标准化残差的标准 P—P 图

5.5.2　多元线性回归模型预测

为了检验多元线性回归模型预测的精度，本书从 483 例白内障患者医疗数据中随机抽取了 10 例患者数据，将数据代入多元线性回归模型中进行预测，检验回归模型的预测精度，预测结果如表 5.9 所示。

表 5.9　总医疗成本真实值与回归预测值对比

样本编号	真实值	回归预测值	误差值	误差百分比
1	5004.96	5266.66457	261.71	5.23%
2	9284.10	8812.28161	−471.82	−5.08%
3	3127.20	3422.95046	295.75	9.46%
4	13359.00	12346.47623	−1012.52	−7.58%
5	8267.20	7716.79984	−550.40	−6.66%
6	2015.00	2104.14625	89.15	4.42%
7	6590.36	6771.25421	180.89	2.74%
8	5463.95	5818.02862	354.08	6.48%
9	10396.80	10564.50312	167.70	1.61%
10	8851.00	8081.32218	−769.68	−8.69%

从表 5.9 可以看出，多元线性回归模型的预测值与实际观测值之间的平均预测误差的绝对值都在 10% 以下，满足工程预测误差标准（≤10%），说明该多元线性回归模型的预测结果的精度是比较好的。而样本数据的整体平均绝对误差为 5.79%，同样小于 10%，与实验样本的检验结果基本一致。

5.6　BP 神经网络在白内障医疗成本预测中的应用

构建神经网络模型对白内障医疗成本进行预测的基本原理是：利用神经网络强大的非线性逼近能力，将影响白内障医疗成本的各个因素经过相应处理后作为输入矩阵，而将所期望的白内障总医疗成本作为输出的目标矩阵，以历史数据作为训练样本对网络进行训练，训练的结果就是拟合一个"输入—输出"之间的非线性映射，然后利用这个"输入—输出"之间的函数关系对预测样本进行预测，得到的输出就是预测结果。

通过前面章节对白内障医疗成本影响因素的相关性分析，本书选取手术类型为 X_1，医生级别为 X_2，人工晶体植入为 X_3，麻醉方式为 X_4，付费方式为 X_5，入院情况为 X_6，附加诊断为 X_7 共 7 个不同的影响因子，并对这些影响因子进行模糊量化处理，构建 BP 神经网络预测模型，对白内障医疗总成本 Y 进行预测。同时，为了对 BP 神经网络进行有效训练并验证 BP 神经网络预测模型的有效性，本书将数据样本分为训练集和预测集，选取多元线性回归模型中预测数据作为预测集，其他数据作为训练集，利用训练数据对神经网络进行充分训练后对预测数据进行预测。具体的神经网络程序代码见附录 4。

5.6.1　数据归一化处理

一个高质量的数据样本是我们进行预测分析的基础和前提，不同影响因子之间的标准不同，不同数据样本的量级也存在较大的差异，这些数据特征的不统一必然影响神经网络训练的结果，使得部分数据特征不能充分体现出来，甚至可能导致神经网络的不收敛。一般来说，BP 神经网络隐含层激活函数采用 Sigmoid 函数，该函数的输出取值为 $[-1，1]$，因此，为了提高 BP 神经网络预测模型的预测能力，在建模前需要对原始数据进行预处理。在神经网络中，数据预处理一般采用数据归一化处理（就是将原始数据转化成 $[-1，1]$ 之间的数据集）。数据归一化处理的方式一般分为两种：①利用 MATLAB 软件中自带的函数进行归一化处理，如 premnmx，postmnmx，prestd，poststd 等函数；②利用 MATLAB 语音用户自定义函数。

本书采用 MATLAB 软件自带的函数对白内障医疗数据进行归一化处理，在利用 BP 神经网络对白内障医疗总成本进行预测建模前，利用 premnmx 函数对医疗数据进行预处理。premnmx 函数在 MATLAB 软件中的调用格式为

$$[pn，minp，maxp，tn，mint，maxt] = premnmx(p，t)$$

其中，p 和 t 分别是原始输入和输出数据；pn 和 tn 分别是归一化处理之后的输入和输出数据；maxp 和 minp 为处理之后输入数据的最大值和最小值；maxt 和 mint 为处理之后输出数据的最大值和最小值。

5.6.2　基于 MATLAB 的 BP 神经网络预测建模

本书基于 MATLAB 2014a 软件构建 BP 神经网络，MATLAB 具有高效的数值和符号计算能力，具有许多功能丰富的应用工具箱以及完备的图形处理功能，能够实现计算结果和编程的可视化操作。

（1）BP 神经网络的构建。

根据白内障医疗成本数据，将 7 个影响因素数据作为输入，将白内障医疗总成本作为输出，那么就包括了 7 个输入层和 1 个输出层。其中隐含层的确定没有统一的公式，一般采用经验公式：

$$l = \sqrt{m + n} + \alpha \tag{1}$$

$$l = \sqrt{m \cdot n} \tag{2}$$

$$l = 2n + 1 \tag{3}$$

式中，l 为隐含层节点数；n 为输入节点个数；m 为输出节点个数；α 为在 $1\sim 10$ 之间的整数。

本书采用公式（3）来确定 BP 神经网络中隐含层的个数，因此为白内障医疗成本预测构建一个 $7-15-1$ 的 BP 神经网络，在 MATLAB 中的调用格式为

net=newff（dx，[7，15，1]，{'tansig'，'tansig'，'purelin'}，'traingdx'）

其中，newff 为 BP 神经网络构建函数；dx 为输入变量的最大值与最小值；[7，15，1] 分别表示输入层、隐含层、输出层节点个数；{'tansig'，'tansig'，'purelin'} 分别表示输入层、隐含层、输出层中神经元之间的信号传递函数；'traingdx'表示 BP 神经网络在训练时所采用的训练算法。构建的 BP 神经网络如图 5.10 所示。

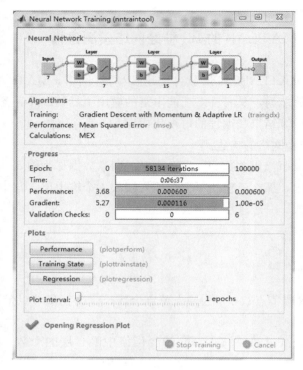

图 5.10　BP 神经网络

（2）BP 神经网络的参数设定。

BP 神经网络的相关参数设定在很大程度上会影响 BP 神经网络训练的时间和预测的精度，本书中的 BP 神经网络的相关参数设定如表 5.10 所示。

表 5.10　BP 神经网络参数设定

参数	参数解释	参数设定
net. trainParam. show	训练显示一次结果的步数	100
net. trainParam. Lr	BP 神经网络的学习速率	0.01
net. trainParam. epochs	最大的训练步数	100000
net. trainParam. goal	BP 神经网络的目标误差值	0.0006

（3）BP 神经网络的训练。

神经网络对于数据的训练一般通过 train 函数实现，数据开始训练时的权值和阈值的初始化随机获得，之后的权值和阈值更新通过相应的公式（详细见 5.2 节）获得。train 函数的调用格式为

$$net=train(net,\ pn,\ tn)$$

其中，net 为神经网络；pn 和 tn 为训练集中的输入和输出样本数据。

（4）BP 神经网络的预测。

通过训练样本数据对 BP 神经网络进行训练达到相应的训练目标误差后，就可以利用训练好的 BP 神经网络进行相应的预测仿真，以解决实际问题。BP 神经网络的预测函数为 sim，在 MATLAB 中 sim 函数的调用格式为

$$anewn=sim(net,\ pnewn)$$

通过 sim 函数预测得到的 anewn 还是一个进行归一化处理的数据集，必须将这些数据还原为原始的数量级，也叫作反归一化处理。一般利用 postmnmx 函数进行反归一化处理，其调用格式为

$$anew=postmnmx(anewn,\ mint,\ maxt)$$

5.6.3　预测结果分析

BP 神经网络以及网络相关参数设定完成后，利用白内障医疗成本数据对神经网络进行充分训练，最后利用充分训练好的 BP 神经网络对白内障医疗总成本进行预测。本书所构建的是一个包含隐含层的三层神经网络，网络结构为 7−15−1，BP 神经网络的训练算法采用的是 traingdx，隐含层的激活函数采用默认的 tansig 函数，BP 神经网络的训练目标误差值为 0.0006，训练 58134 次后得到预测结果，图 5.11 为 BP 神经网络训练误差曲线。

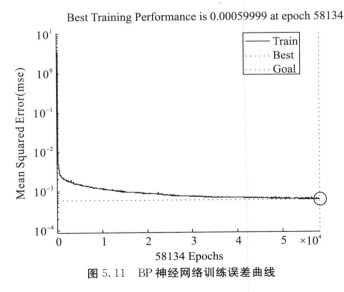

图 5.11　BP 神经网络训练误差曲线

本书对白内障总医疗成本分别采用多元线性回归和 BP 神经网络两种方法进行预测研究，两种方法的预测结果对比如表 5.11 所示。

表 5.11　预测结果对比

编号	真实值	多元线性回归模型			BP 神经网络		
		回归预测值	误差值	误差百分比	BP 神经网络预测值	误差值	误差百分比
1	5004.96	5266.66457	261.71	5.23%	5193.645098	188.69	3.77%
2	9284.10	8812.28161	−471.82	−5.08%	9412.361191	128.26	1.38%
3	3127.20	3422.95046	295.75	9.46%	3037.877296	−89.32	−2.86%
4	13359.00	12346.47623	−1012.52	−7.58%	13503.11546	144.12	1.08%
5	8267.20	7716.79984	−550.40	−6.66%	8010.429492	−256.77	−3.11%
6	2015.00	2104.14625	89.15	4.42%	2124.993867	109.99	5.46%
7	6590.36	6771.25421	180.89	2.74%	6448.817924	−141.54	−2.15%
8	5463.95	5818.02862	354.08	6.48%	5606.964064	143.01	2.62%
9	10396.80	10564.50312	167.70	1.61%	10587.42608	190.63	1.83%
10	8851.00	8081.32218	−769.68	−8.69%	8507.274468	−343.73	−3.88%

从表 5.11 可以看出，BP 神经网络的预测值与实际观测值之间的相对误差的绝对值都在 6% 以下，满足工程预测误差的误差标准（≤10%），说明 BP 神经网络预测效果是满足工程实践要求的。另外，多元线性回归模型的平均预测误差为 5.79%，而 BP 神经网络的平均预测误差为 2.81%，说明 BP 神经网络的预测值更接近真实值，预测精度比较高，预测效果略优于多元线性回归模型。

5.7　小结

本章首先选取了四川省某三甲医院眼科 483 例白内障患者的医疗数据，然后对影响白内障医疗成本的影响因素进行定性分析，归纳分析出几类影响白内障医疗成本的主要影响因子，并对这些影响因子与总医疗成本进行相关性分析，找出其中与医疗成本显著相关的影响因子，同时剔除与医疗成本无显著相关的变量，根据这些显著相关影响因子对总医疗成本进行准确的预测。本章分别采用了多元线性回归模型和 BP 神经网络对白内障总医疗成本进行预测研究，从分析结果可以看出，多元线性回归模型的平均预测误差高于 BP 神经网络的平均预测误差，说明了 BP 神经网络对白内障医疗总成本的预测精度比较高。但从这两个方法的操作过程来看，多元线性回归模型更加方便，操作简单，更具实用性；而 BP 神经网络操作比较复杂，技术要求比较高。

第6章 医院成本控制的评价机制研究：成本管控下的医院绩效评价机制

在世界范围内，绩效评价已在各国的卫生系统得到普遍认可，被认为是有效监督和管理医疗卫生机构的科学方法之一。而在我国，随着《2011年公立医院改革试点工作安排》的出台，公立医院的改革成为社会关注的焦点。此次改革明确指出将探索建立由卫生行政部门、医疗保险机构、社会评估机构、群众代表和专家参与的公立医院质量监管和评价制度，鼓励行业协会等社会组织和个人对政府部门、医疗机构和相关体系的运行绩效进行独立评价和监督。显然，建立能反映医院诸多组成部分以及各种影响因素的医院绩效评价体系，及时对医院工作进行客观、公正、科学的评判，是贯彻落实改革要求、衡量医院改革进展与成效的工具，也是提高医疗水平与医疗收益、充分发挥现有医疗资源的有效功能、更好地规范服务行为的有效手段。

如何建立一个公平的医院绩效全面管理评价体系，如何正确、及时掌握医院评价信息，在概念、指标和方法上，突破传统医院绩效评价的弱点，确定医院绩效评价的客观量化指标，确保最有效地合理利用有限医疗资源，是当前公共医疗卫生领域面临的现实问题，迫切需要加以研究。

6.1 医院绩效评价的研究现状

目前对医院绩效评价的研究，国外学者相对集中在关注影响医院绩效的因素和绩效评价模型的构建两个层面上。Jack等[1]通过对169篇医院绩效管理的文献分析后认为，医院绩效主要是衡量医疗质量的效果、效率和财务三个方

---

① Jack E P，Powers T L. A review and synthesis of demand management，capacity management and performance in health—care services [J]. International Journal of Management Reviews，2009，11（2）：149—174.

面。Sharma[1]认为，在医疗服务中，对需求水平波动的准确预测和医院重新入住率、发病率、死亡率一样，是高品质的医疗服务质量的关键性测量指标。Carey 和 Dor[2] 提出，医院的容量与医疗服务质量存在着密切关系。Street 和 Jacobs[3] 对医院质量管理和服务质量绩效的关系进行了实证研究，他们使用了路径分析模型，结果表明，医院质量管理方案和服务质量绩效有正相关关系。Fusco 等[4]用 DRGs 来估计医疗服务需求以及其对医院效率的影响。Hanning[5] 研究了如何用住院时间标杆来衡量医院服务的效率。Ginn[6] 指出，当考虑到结构和资源时，医院战略柔性与财务绩效有着显著并且正向的相关关系。Griffith 和 Alexander[7] 在医院绩效影响因子的可靠性测量的基础上，选用多维指标对医院绩效进行了评价。Weng 等[8]利用数据包络分析（DEA）模型对医院绩效进行评估，并选取艾奥瓦州医院五年的数据对模型的有效性进行了验证。

　　而在我国，对医院绩效评价的研究，主要集中在评价指标体系的建立和应用上。通过对近年来相关文献的梳理可知，国内研究内容各有侧重，均从不同角度对医院绩效进行了评价。其中比较有代表性的研究有：陈力等[9]通过查阅文献和咨询专家，共设立资源投入、业务水平、经营状况 3 项一级，9 项二级和 51 项三级备选指标，并利用天津市 6 所医院数据进行了实证分析。崔爽

　　① Sharma A，Boyer K K. The impact of hospital information technology bundles on performance：an econometric study ［J］. Academy of Management Annual Meeting Proceedings，2014（6）：959－964.

　　② Carey K，Dor A. Trends in contract management：the hidden evolution in hospital organization ［J］. Health Affairs，2004，23（6）：192－199.

　　③ Street A，Jacobs R. Relative performance evaluation of the English acute hospital sector ［J］. Applied Economics，2002（6）：109－119.

　　④ Fusco C S，Arca M，Ancona C，et al. Cyclic fluctuations in hospital bed occupancy in Roma （Italy）：supply or demand driven ［J］. Health Services Management Research，2003（16）：268－276.

　　⑤ Hanning B W T. Length of stay benchmarking in the Australian private hospital sector ［J］. Australian Health Review，2007，31（1）：150－159.

　　⑥ Ginn G O. Community orientation，strategic flexibility，and financial performance in hospitals ［J］. Journal of Healthcare Management，2006（51）：111－122.

　　⑦ Griffith J R，Alexander. Measuring comparative hospital performance ［J］. Journal of Healthcare Management，2002，47（1）：41－45.

　　⑧ Weng S J，Teresa W，Jennifer B，et al. An extended DEA model for hospital performance evaluation and improvement ［J］. Health Services & Outcomes Research Methodology，2009（9）：39－53.

　　⑨ 陈力，杨文秀，卞淑芬，等. 公立医院绩效评价研究 ［J］. 卫生经济研究，2008（1）：5－9.

等①认为，在建立公立医院绩效评价体系时，应考虑服务质量、工作效率、经济管理与财务结果、社会责任、反应性、组织管理、客户与社会反响、医疗费用与控制水平及病种费用 9 个维度，这些维度涵盖的内容是比较全面的，但文章只是定性地说明了这些因素，而没有给出具体的指标体系和权重。孙统达等②以效果与效益、服务功能、支持 3 个一级指标，以医疗质量、医疗安全、医疗技术、公共卫生、科研教育、服务费用、服务利用、服务评价、政策、财务人员、机构设施、组织管理等 13 个二级指标，构建了医院绩效评价指标体系。汪耘等③运用关键绩效指标法构建了工作质量、工作效率、经济与财务、医院发展、医院管理和患者 6 个一级指标，15 个二级指标和 46 个三级指标的三甲医院绩效评价指标体系。唐月红等④以平衡计分卡的基本理论为指导，采用专家咨询法和层次分析法，构建了一套包括财务维度、患者维度、流程维度、创新和学习维度 4 个一级指标，13 个二级指标，48 个三级指标的公立综合医院平衡计分卡绩效评价指标体系。另外，应用平衡计分卡构建医院绩效评价指标体系的文献还有很多，比如，薛辉、杨文胜⑤根据平衡计分卡的 4 个维度，选用 10 个二级指标建立了医院绩效评价指标体系；李光绪等⑥借鉴平衡计分卡理论思想，认为客户、财务、学习与成长、内部流程要素均存在较为固定的内涵，并结合医院管理的目标与流程，设计了 16 个二级评价指标。

综上所述，国内外学者对医院绩效评价方式、绩效的影响因素等方面的研究已经取得了一定成绩，为后来学者的研究提供了扎实的理论和实践基础。然而，通过以上对国内外研究动态的综述能够看出：其一，目前医院绩效评价在评价指标的选择上差异较大，各有特点，缺乏可比性、统一性和规范性。其二，有些评价停留在对单方面信息的分析上，评价指标较为片面，重要性不够突出。我们看到，传统医院评价的标准偏重于医院的组织结构和功能，很少有

---

① 崔爽，杨九龙，李中帅，等. 公立医院绩效评价研究——公立医院绩效评价的方法与指标体系 [J]. 中国医院管理，2008，28（2）：60—61.

② 孙统达，陈健尔，张秀娟，等. 公立医院绩效评价指标体系的构建 [J]. 中国农村卫生事业管理，2009（12）：13—15.

③ 汪耘，何雅静，李瑞波，等. 三甲医院绩效评价指标体系构建研究 [J]. 中国卫生统计，2013（8）：543—545.

④ 唐月红，薛茜，陈景春，等. 基于平衡计分卡的公立医院绩效评价指标体系 [J]. 中国医院管理，2008，28（5）：56—59.

⑤ 薛辉，杨文胜. 平衡计分卡在医院绩效管理体系中的应用 [J]. 统计与决策，2012（18）：183—185.

⑥ 李光绪，廖晓莉，张同建. 基于平衡计分卡的医院绩效测评体系设计 [J]. 财会通讯，2012（10）：58—59.

反映病人层面的指标，也缺少针对管理过程的有效评估指标[①]。仅仅只有医院结构功能和工作程序的评估是不能反映其服务绩效的。评估要有指导意义，必须是建立在医院质量、病人服务层次上的。因此，指标的全面性是首先要考虑的问题。其三，在已有研究中，几乎没有构建有效的绩效评价模型。医院绩效评价是一个相互联系、相互制约的复杂系统，涉及多层次、多因素，模型的建立是比较困难的。并且，在建立评价模型时应如何考虑诸多因素的关联性，应如何将各个因素结合在一起放进模型中进行多因素评价，这些都是难题。因此，要想全面、准确地进行医院绩效评价，就必须选用科学有效的评价方法对医院状况进行全方位的综合评价。鉴于此，本书将综合考虑指标的全面性，并运用管理熵的相关理论建立医院绩效评价模型，针对评价医院绩效探讨新的方法。

6.2　基于管理熵的医院绩效评价模型

熵的概念源于热力学，进一步发展后，涉及统计力学与信息论等学科。熵是测量系统无序程度或混乱程度的度量，多种因素会综合影响系统的熵值。熵作为系统的一种状态函数，熵值越大，系统越不确定，越无序；熵值越小，系统越确定，秩序井然。

6.2.1　管理熵的提出及其机理

熵的应用已经涉及几乎所有学科领域。基于对管理科学和复杂性科学的大量研究，任佩瑜教授第一个提出了管理熵的理念，在对管理科学的研究中将熵的思想结合起来。根据任教授的观点，针对一个特定的时空域，管理熵揭示了组织的有序度与能量状态的比值。管理效率具有递减的规律，即对于任意一种管理模式来说，当其处于相对闭合的运动态势中，它的组织、制度、方法及政策等，始终表现出有效能量不断减少、与之相对的无效能量却在逐渐增加的无法逆转的过程，这一过程就叫作管理熵增。管理熵增表明在一个孤立的管理组织中，其内部的管理效率与有序性在不断地降低，揭示了孤立系统的一般发展规律——由有序到无序，直至逐渐衰亡。

---

① 卜胜娟，熊季霞. 公立医院绩效评价体系分析及建议 [J]. 中国卫生事业管理，2014（6）：404－406.

管理耗散[①]是一个新的有序结构与新能量产生的过程：当一个开放的处于远离平衡状态的复杂组织，持续与环境交换物质、能量及信息，负熵在内部的相互作用下增加，导致组织内部有序度比无序度增加得更多。而形成于管理耗散过程中的自组织和自适应系统就是管理耗散结构。管理耗散表明，开放式管理的组织系统具有从无序发展到有序、从较低有序发展到较高有序的趋势，揭示了管理效率递增规律。

信息、物质与能量的交换效率，及与其对应的"序"或组织化程度在管理熵中得到了度量。管理耗散结构指明了"有序"状态的产生条件：通过组织化的手段使组织拥有相对较高的开放性，并改变内部结构和功能，从而使组织与环境之间的物质、能量交换及补偿能力得到提高。在这两个规律的相互作用下，管理组织矛盾曲折地向前发展。管理熵全面揭露了管理组织不断发展的效能状态，它的变化体现出组织发展方向和程度。因此，在评价管理组织的绩效及发展趋势时，运用管理熵和管理耗散结构理论能使评价更加客观、全面、动态化[②]。

6.2.2　基于管理熵的评价模型

对玻尔兹曼熵公式 $S = k \ln W$[③] 进行变形，推导出基于管理熵理论的评价数学模型：

$$S_1 = k \ln(\Delta m \cdot \Delta f)$$

式中，k 是系数，可定义为医院每增加单位收益所增加的成本，即比值 $\Delta E / \Delta C$；Δm 是医院绩效变化，即医院绩效末态与初态之差 $\Delta m = m_2 - m_1$，在这里，m 指医院绩效，$m = \sum_{i=1}^{n} w_i y_i$，$y_i$ 反映医院第 i 个绩效指标，w_i 是医院第 i 个绩效指标的权数；Δf 反映医院行为变化，是医院运动（行为）末态与初态之差 $\Delta f = f_2 - f_1$，在这里，f 指医院组织运动（行为）状态，$f = \sum_{j=1}^{n} r_j x_j$，$x_j$ 为医院第 j 个行为指标，r_j 为医院第 j 个行为指标的权数。

---

① 任佩瑜，张莉，宋勇. 基于复杂性科学的管理熵、管理耗散结构理论及其在企业组织与决策中的作用 [J]. 管理世界，2001（6）：142-147.

② 王西星，任佩瑜. 一种新的绩效评价方法：管理熵评价模型 [J]. 现代管理科学，2009（6）：101-105.

③ 任佩瑜，张莉，宋勇. 基于复杂性科学的管理熵、管理耗散结构理论及其在企业组织与决策中的作用 [J]. 管理世界，2001（6）：142-147.

由于管理系统有序度的提高用管理负熵值代表，因此引入负熵可用如下公式：

$$S_2 = -k\ln(\triangle m \cdot \triangle f)$$

式中，各符号含义与上式相同。

管理熵值 S 在以 0 为基本点的前提下向正或负的方向发展，这体现了熵定律思想——正熵和负熵、有序和无序。以 0 为出发点，正负熵值在正反方向的变动表明序状态和能量状态向两个相反的方向进行发展。

具体的管理熵评价公式展开如下：

$$S = -k\ln(\triangle m \cdot \triangle f), \quad m = \sum_{i=1}^{n} w_i y_i, \quad f = \sum_{j=1}^{n} r_j x_j$$

$$S = -k\ln\left[\left(\sum_{i=1}^{n} w_{i1} y_{i1} - \sum_{i=1}^{n} w_{i0} y_{i0}\right)\left(\sum_{j=1}^{m} r_{j1} x_{j1} - \sum_{j=1}^{m} r_{j0} x_{j0}\right)\right] \quad (6-1)$$

式中，$w_{i1} y_{i1}$ 指医院绩效指标期末状态；$w_{i0} y_{i0}$ 指医院绩效指标期初状态；$r_{j1} x_{j1}$ 指医院行为指标期末状态；$r_{j0} x_{j0}$ 指医院行为指标期初状态。其中，各指标权重的确定可采用层次分析法或专家打分法进行，k 是管理熵行业系数，可简化为 1，不影响评价效果[①]。

6.3　成本控制下的医院绩效评价指标体系

6.3.1　指标体系构建原则

如何筛选出合理的科学的评价指标，是绩效评价的关键。在成本控制视角下，为充分体现成本控制的效果，应该构建怎样的指标体系呢？为此，在选择指标时应遵循以下基本原则：

（1）针对性和全面性相结合原则。考核指标既要选取具有代表性的成本控制的指标，又要选取能影响成本控制的指标。比如，医疗服务流程的改善有助于医院成本的控制，因此将缩短平均住院天数作为重要的评价指标。又如，关注医疗服务质量有助于医院成本的控制，同时可以降低医疗成本，使接受服务的患者产生较高的满意度，因而将医疗质量管理指标纳入评价体系中，是针对

① 谭和平. 我国公益类科研院所运行评价体系——基于管理熵理论的研究［J］. 社会科学研究，2008（5）：192－194.

性和相关性的有机结合。

（2）公益性与经济性相结合原则。公立医院是非营利组织，与营利性企业不同。虽然公立医院在一定程度上可以通过自主创收，维持医院的日常运转；但社会效益也是公立医院所追求的，公立医院应该自始至终树立公益性的理念，勇于承担社会责任，造福于民。因此，绩效评价应该与医院的使命和功能定位相结合，突出医院的社会功能，如提升医疗服务水平、宣传健康理念、提高效率和科研水平、更好地为患者服务等。其次才是追求经济效益评价指标。

6.3.2　医院绩效评价指标体系

根据上述指标体系的构建原则，本书以平衡计分卡的管理理念，通过财务、客户、内部流程、学习与成长四个不同维度，力图建立一个科学的、实用的医院绩效评价指标体系。建立医院绩效评价指标体系是评价医院管理水平、现状及贡献度的基础，是动态评价医院管理熵的前提工作，也是评价真实度的先决条件。医院管理是一个有机整体，各职能相互联系、相互作用，职能之间的合作水平决定了管理效率，对医院管理熵值的最终结果有直接影响。平衡计分卡的方法不仅提供了明确的方法实施步骤，而且将成本控制理念融入医院管理的每个环节，同时分析了医院长久发展的驱动因素以及其竞争优势，有利于医院综合实力的提升。因此，在平衡计分卡的基础上，通过修正并整合指标内容与结构关系，本书选取了 31 项能够代表医院成本控制效果和医院发展效果的绩效指标[①]以及过程行为指标[②]，指标的具体设计见表 6.1。

---

① 谭和平. 我国公益类科研院所运行评价体系——基于管理熵理论的研究 [J]. 社会科学研究，2008（5）：192−194.

② Veillard J，Champangne F，Klazinga N. A performance assessment framework for hospitals：the WHO regional office for Europe PATH project [J]. International Journal for Quality in Health Care，2005（17）：487−496.

表 6.1　医院绩效评价指标

指标类型	一级指标	二级指标	三级指标	数据来源方法
绩效指标 Y	财务维度指标 Y	运营绩效 Y_1	总资产报酬率 Y_{11}	净利润总额/总资产平均余额
			固定资产增长率 Y_{12}	固定资产总值/基期固定资产总值－1
			净资产周转率 Y_{13}	总收入/平均净资产
			净资产收益率 Y_{14}	净利润/平均净资产
		医疗效益 Y_2	人均医疗收入 Y_{21}	医疗收入/职工人数
			每床年医疗收入 Y_{22}	医疗收入/床位数
			药品收入占收入比 Y_{23}	药品收入/医疗收入
			人员经费占支出比 Y_{24}	人员经费支出/医疗支出
			医疗收支比 Y_{25}	医疗收入/医疗支出
		病人费用 Y_3	出院病人日均次费 Y_{31}	住院收入/占用床日数
			门急诊均次费 Y_{32}	门急诊收入/门急诊人次
			门急诊均次费中药费占比 Y_{33}	门急诊药费收入/门急诊医疗收入
			出院病人日均药费占比 Y_{34}	住院药费收入/住院收入
过程行为指标 X	顾客维度指标 X_1	病员信任度 X_{11}^1	病员回头率 X_{11}	复诊人次/门诊人次
			病员满意率 X_{12}	《门诊病员满意度调查表》《住院病员满意度调查表》
		零缺陷管理 X_{12}^1	医疗赔偿率 X_{13}	赔偿金额/总收入
			病员投诉率 X_{14}	投诉登记表
	内部流程维度指标 X_2	服务效率 X_{21}^1	就医流程评分 X_{21}	《就医流程外部测评表》《就医流程内部测评表》
			病床使用率 X_{22}	计算：病床使用床日/（额定病床数×天数）
			平均住院天数 X_{23}	病床使用床日/出院人数
		服务质量 X_{22}^1	甲级病历率 X_{24}	抽查甲级病历数/抽查病历数
			病员治愈率 X_{25}	按统计报表
			诊断符合率 X_{26}	按统计报表
			基础护理合格率 X_{27}	按护理部检查结果
			医疗质量综合评分 X_{28}	按质控办检查结果

指标类型	一级指标	二级指标	三级指标	数据来源方法
过程行为指标 X	内部流程维度指标 X_2	服务安全 X_{23}^1	医疗事故发生率 X_{29}	按统计报表
			医疗纠纷发生率 X_{20}	按统计报表
	学习与成长维度指标 X_3	科研新技术 X_{31}^1	科研考评 X_{31}	《科研考评表》
			医疗技术项目的创新数量 X_{32}	《新技术项目考评表》
		员工成长 X_{32}^1	教育培训考评 X_{33}	《教育培训考评表》
			学历及职称结构评分 X_{34}	《人力资源考评表》

6.3.3 利用层次分析法确定指标权重

6.3.3.1 层次分析法的基本原理

在指标体系建立后，如何决定不同评价指标的权重是系统评价的难点问题。本书将利用主观赋权法中的层次分析法（AHP）确定第三层次的权重。层次分析法是由著名的运筹学家 Saaty[①] 于 20 世纪 70 年代中期提出来的，是一种广泛应用的定性与定量结合的多属性评价方法。AHP 是通过对主观赋权的直接数学转换，并得出可以通过数学一致性检验的权重值，运用量化工具降低主观因素对决策判断的影响，这是它的优势所在。层次分析法已经是确定权重非常成熟的方法，文章仅以计算 Y_1 中的 $\{Y_{11}, Y_{12}, Y_{13}, Y_{14}\}$ 为例，来说明权重的计算过程。利用层次分析法确定评价层次模型第三层次指标权重的一般步骤如下[②]：

（1）求 Y_1 下的四个指标 $\{Y_{11}, Y_{12}, Y_{13}, Y_{14}\}$ 的指标权重。

（2）由问卷调查结果可得评价矩阵 $\boldsymbol{R} = (r(i, j))_{4 \times m}$，从而得到判断矩阵 $\boldsymbol{B} = (Y_{ij})_{4 \times 4}$。矩阵 $\boldsymbol{R}$ 中的 $r(i, j)$ 越大，表示对被评价目标的排序影响越显著。因此，对于第 i 个指标来说，矩阵 $\boldsymbol{R}$ 中第 i 行之和 $s(i) = \sum_{j=1}^{m} r(i,j)$ 的值越大，表示其对被评价目标的排序影响越显著。用 $s_{\max}, s_{\min}$ 分别表示 $s(i)$ 中的最大值和最小值，设定一个程度参考值 b_m：

---

① Saaty T L. Analytic hierarchy process [M]. Hoboken：Wiley Online Library，1980.

② 朱建军. 层次分析法的若干问题研究及应用 [D]. 沈阳：东北大学，2005.

$$b_m = \min\left\{5, \text{int}\left[\frac{s_{\max}}{s_{\min}} + 0.5\right]\right\} \tag{6-2}$$

根据 $s(i)$，可由下式可得判断矩阵 $\boldsymbol{B} = (Y_{ij})_{4\times4}$：

$$b_{ij} = \begin{cases} \dfrac{s(i) - s(j)}{s_{\max} - s_{\min}}(b_m - 1) + 1, & s(i) \geqslant s(j) \\[3mm] \dfrac{1}{\dfrac{s(j) - s(i)}{s_{\max} - s_{\min}}(b_m - 1) + 1}, & s(i) < s(j) \end{cases} \tag{6-3}$$

（3）由判断矩阵 $\boldsymbol{B}$ 求 Y_1 下的四个指标 $\{Y_{11}, Y_{12}, Y_{13}, Y_{14}\}$ 的指标权重。对矩阵 $\boldsymbol{B}$ 每一行进行求和，即得出特征向量，再对特征向量进行归一化处理，可以得到所求的指标权重 $\boldsymbol{W}$。

（4）一致性检验。

为了保证应用 AHP 得到的结果基本合理，需进行一致性检验。在评价过程中，对于评价系统中不同要素的重要性程度判断越清晰，一致性程度就越高。然而由于医院绩效评价系统的复杂性、专家认知和经验的多样性等因素，在实际评价过程中，各个指标的重要性没有公认的标准，很难完全准确地度量。因此在应用 AHP 时，判断矩阵的一致性问题无法避免，是客观存在的，医院绩效评价主体只能追求满意的一致性，尽量适应复杂的医院绩效评价系统。

定义一致性指标为

$$CI = \frac{\lambda_{\max} - n}{n - 1} \tag{6-4}$$

式中，$\lambda_{\max} = \dfrac{\sum (\boldsymbol{BW})_i}{nW_i}$ 是矩阵的最大特征根。$\boldsymbol{BW}$ 表示矩阵 $\boldsymbol{B}$ 与 $\boldsymbol{W}$ 相乘，两个矩阵相乘的结果是一个列向量，然后用列向量中的每一个元素除以阶数和相对应的权重的乘积。

另外，还可以用更合理的随机一致性比率 $CR = \dfrac{CI}{RI}$ 来判断一致性。RI 表示平均随机一致性指标，是一个常量，根据阶数可以在表 6.2 中查询。

表 6.2　平均随机一致性指标

n	1	2	3	4	5	6	7	8	9	10
RI	0	0	0.52	0.90	1.12	1.24	1.36	1.41	1.46	1.49

CI 或 CR 越小，则判断矩阵的一致性程度越高。当 $CI = 0$ 时，判断矩阵

B 具有完全一致性；经验表明，当 $CI<0.1$ 时，可以认为判断矩阵具有满意的一致性。

6.3.3.2 指标权重计算

根据以上利用层次分析法确定指标权重的步骤，下面将利用所收集的数据具体求 Y_1 属性下的四个指标 $\{Y_{11}, Y_{12}, Y_{13}, Y_{14}\}$ 的指标权重。

首先，本书选择某地区四家医院发放问卷调查（见附录 5）。问卷调查内容主要涉及医院评价指标体系中各指标的重要性，问卷采用李克特量表（Likert Scale）形式，对于每一个指标有 5 个重要性打分：5 表示"极为重要"，4 表示"很重要"，3 表示"一般重要"，2 表示"不太重要"，1 表示"不重要"。向医院发放问卷直到从每个医院收回 50 份有效问卷为止。

接着，利用上述层次分析法确定指标权重，以求 Y_1 属性下的四个指标 $\{Y_{11}, Y_{12}, Y_{13}, Y_{14}\}$ 的指标权重为例。由调查问卷的 Q1～Q4，可以得到医院运营绩效的评价矩阵。调查中每个医院获得了 50 份有效问卷，总共有 200 份有效问卷，为简化计算，对每个医院所有问卷的 Q1～Q4 问题的打分值求平均数，并四舍五入，得到 4×4 的评价矩阵：

$$\begin{bmatrix} 3 & 2 & 2 & 3 \\ 4 & 3 & 3 & 4 \\ 4 & 4 & 3 & 4 \\ 4 & 5 & 4 & 3 \end{bmatrix}$$

于是求得 $s_{\max}=16$，$s_{\min}=10$，由公式（6-2），求得程度参考值 b_m 为

$$b_m = \min\{5, \text{int}[s_{\max}/s_{\min} + 0.5]\} = \min\{5, \text{int}[16/10 + 0.5]\} = 2$$

由公式（6-3）求得判断矩阵 B 为

$$\begin{bmatrix} 1 & 0.6 & 0.55 & 0.5 \\ 1.67 & 1 & 0.86 & 0.75 \\ 1.83 & 1.17 & 1 & 0.86 \\ 2 & 1.33 & 1.17 & 1 \end{bmatrix}$$

对矩阵 B 的每一行进行求和，即得出特征向量：

$$\{2.65, 4.28, 4.86, 5.5\}$$

对特征向量进行归一化处理，得到权重：

$$(0.153, 0.247, 0.281, 0.318)$$

为简化计算，保留两位小数点，由此得 Y_1 下的四个指标 $\{Y_{11}, Y_{12}, Y_{13}, Y_{14}\}$ 的指标权重：

$$\{Y_{11}，Y_{12}，Y_{13}，Y_{14}\} = (0.15，0.25，0.28，0.32)$$

最后，进行一致性检验。

B，W 两个矩阵相乘，在 Excel 中运用 MMULT 公式计算的结果为

$$\begin{bmatrix} 1 & 0.6 & 0.55 & 0.5 \\ 1.67 & 1 & 0.86 & 0.7 \\ 1.83 & 1.17 & 1 & 0.86 \\ 2 & 1.33 & 1.17 & 1 \end{bmatrix} \times \begin{bmatrix} 0.153 \\ 0.247 \\ 0.281 \\ 0.318 \end{bmatrix} = \begin{bmatrix} 0.6154 \\ 0.9838 \\ 1.1247 \\ 1.282 \end{bmatrix}$$

计算得出 $\lambda_{max} = \dfrac{\sum (\boldsymbol{BW})_i}{nW_i} = 4.0068$，代入公式（6-4），则

$$CI = \frac{\lambda_{max} - n}{n - 1} = \frac{4.0068 - 4}{4 - 1} = 0.0023 < 0.10$$

$$CR = \frac{CI}{RI} = \frac{0.0023}{0.9} = 0.0025 < 0.10$$

CI 和 CR 指标表明了该判断矩阵具有令人满意的一致性，其权重计算结果可信。

由相同的方法求得其他指标权重，方法和过程不再赘述。由此本书得到含指标权重的医院绩效评价指标体系，如表 6.3 所示。

表 6.3　带权重的医院绩效评价指标

绩效指标 Y（0.3）	财务维度指标 Y（0.3）	运营绩效 Y_1（0.3）	总资产报酬率 Y_{11}（0.15）
			固定资产增长率 Y_{12}（0.25）
			净资产周转率 Y_{13}（0.28）
			净资产收益率 Y_{14}（0.32）
		医疗效益 Y_2（0.4）	人均医疗收入 Y_{21}（0.16）
			每床年医疗收入 Y_{22}（0.18）
			药品收入占收入比 Y_{23}（0.22）
			人员经费占支出比 Y_{24}（0.20）
			医疗收支比 Y_{25}（0.24）
		病人费用 Y_3（0.3）	出院病人日均次费 Y_{31}（0.22）
			门急诊均次费 Y_{32}（0.26）
			门急诊均次费中药费占比 Y_{33}（0.26）
			出院病人日均药费占比 Y_{34}（0.26）

		病员信任度 X_{11}^1 (0.6)	病员回头率 X_{11} (0.4)
	顾客维度指标 X_1 (0.25)		病员满意率 X_{12} (0.6)
		零缺陷管理 X_{12}^1 (0,4)	医疗赔偿率 X_{13} (0.5)
			病员投诉率 X_{14} (0.5)
		服务效率 X_{21}^1 (0.4)	就医流程评分 X_{21} (0.35)
			病床使用率 X_{22} (0.35)
			平均住院天数 X_{23} (0.3)
过程行为指标 X (0.7)	内部流程维度指标 X_2 (0.3)	服务质量 X_{22}^1 (0.45)	甲级病历率 X_{24} (0.2)
			病员治愈率 X_{25} (0.2)
			诊断符合率 X_{26} (0.2)
			基础护理合格率 X_{27} (0.25)
			医疗质量综合评分 X_{28} (0.15)
		服务安全 X_{23}^1 (0.15)	医疗事故发生率 X_{29} (0.5)
			医疗纠纷发生率 X_{20} (0.5)
	学习与成长维度指标 X_3 (0.15)	科研新技术 X_{31}^1 (0.5)	科研考评 X_{31} (0.5)
			医疗技术项目的创新数量 X_{32} (0.5)
		员工成长 X_{32}^1 (0.5)	教育培训考评 X_{33} (0.5)
			学历及职称结构评分 X_{34} (0.5)

6.4 基于管理熵的医院绩效评价案例分析

本研究收集了四川省某地区一家医院三年的数据用于分析，见表 6.4。该医院是一所学科齐全、技术配套、设备先进，集医疗、教学、科研、急救、预防保健、康复于一体的三级甲等综合医院。表 6.4 中的权重由表 6.3 计算得出。

表 6.4　医院绩效评价指标体系 2011—2013 年数据及权重

指标类型	指标	权重（%）	2011 年	2012 年	2013 年
绩效指标 Y	Y₁₁ 总资产报酬率	1.35	2.59%	2%	2.4%
	Y₁₂ 固定资产增长率	2.25	9.89%	18.88%	88.63%
	Y₁₃ 净资产周转率	2.52	4.47%	3.84%	5.75%
	Y₁₄ 净资产收益率	2.88	106.28%	114.60%	168.04%
	Y₂₁ 人均医疗收入	1.92	269535.19	305862.3	387386.51
	Y₂₂ 每床年医疗收入	2.16	290280.94	366110.71	488100.7
	Y₂₃ 药品收入占收入比	2.64	37.92%	38.83%	37.69%
	Y₂₄ 人员经费占支出比	2.40	27.23%	26.76%	25.95%
	Y₂₅ 医疗收支比	2.88	112.07%	108.76%	105.14%
	Y₃₁ 出院病人日均次费	1.98	596.38	696.9	806.37
	Y₃₂ 门急诊均次费	2.34	142.50	155.50	168.36
	Y₃₃ 门急诊均次费中药费占比	2.34	47.14%	49.27%	50.42%
	Y₃₄ 出院病人日均药费占比	2.34	36.41%	36.96%	35.43%
过程行为指标 X	X₁₁ 病员回头率	6	18.09%	17.64%	17.50%
	X₁₂ 病员满意率	9	99.8%	99.5%	99.41%
	X₁₃ 医疗赔偿率	5	0.22%	0.15%	0.68%
	X₁₄ 病员投诉率	5	0.017%	0.022%	0.006%
	X₂₁ 就医流程评分	4.2	80	82	83
	X₂₂ 病床使用率	4.2	114.3%	123.77%	105.10%
	X₂₃ 平均住院天数	3.6	11.33	10.90	10.40
	X₂₄ 甲级病历率	2.7	95.83%	95.96%	90.75%
	X₂₅ 病员治愈率	2.7	30%	31.20%	32.10%
	X₂₆ 诊断符合率	2.7	95.90%	97.60%	95.40%
	X₂₇ 基础护理合格率	3.375	86%	91%	90%
	X₂₈ 医疗质量综合评分	2.025	78	80	82
	X₂₉ 医疗事故发生率	2.25	0.01%	0.015%	0.009%
	X₂₀ 医疗纠纷发生率	2.25	0.07%	0.08%	0.06%
	X₃₁ 科研考评	3.75	15%	17%	18%
	X₃₂ 医疗技术项目的创新数量	3.75	24	22	31
	X₃₃ 教育培训考评	3.75	24%	30%	33%
	X₃₄ 学历及职称结构评分	3.75	75	78	80
	合计	100			

（1）管理熵值计算。

$$\Delta m_1 = m_{2012} - m_{2011} = \sum_{i=1}^{n} w_{i1} y_{i1} - \sum_{i=1}^{n} w_{i0} y_{i0} = 89806$$

$$\Delta f_1 = f_{2012} - f_{2011} = \sum_{j=1}^{m} r_{j1} x_{j1} - \sum_{j=1}^{m} r_{j0} x_{j0} = 15.55$$

$$S_1 = -k \ln(\Delta m \cdot \Delta f) = \ln 1396483.3 = -14.15$$

$$\Delta m_2 = m_{2013} - m_{2012} = \sum_{i=1}^{n} w_{i1} y_{i1} - \sum_{i=1}^{n} w_{i0} y_{i0} = 191445.24$$

$$\Delta f_2 = f_{2013} - f_{2012} = \sum_{j=1}^{m} r_{j1} x_{j1} - \sum_{j=1}^{m} r_{j0} x_{j0} = 46.86$$

$$S_2 = -k \ln(\Delta m \cdot \Delta f) = \ln 8971123.95 = -16$$

$$\Delta S = S_2 - S_1 = -16 - (-14.15) = -1.85$$

管理熵值的相对改变量为

$$(-1.85) \div (-14.15) \times 100\% = 13.07\%$$

（2）绩效指标对管理熵值变化的贡献度为

$$-\ln \Delta m_2 - (-\ln \Delta m_1) = -12.16 - (-11.41) = -0.75$$

$$(-0.75) \div (-14.15) \times 100\% = 5.3\%$$

过程行为指标对管理熵值变化的贡献度为

$$-\ln \Delta f_2 - (-\ln \Delta f_1) = -3.85 - (-2.74) = -1.1$$

$$(-1.1) \div (-14.15) \times 100\% = 7.77\%$$

管理熵值的变化趋势能够反映医院发展的态势。当前后两个状态的管理熵值变化量，即 ΔS 出现小于 0、等于 0、大于 0 时，分别代表系统向有序、不变、无序状态发展。通过计算，医院 2013 年的熵值比 2012 年的熵值小，ΔS 小于 0，管理熵呈递减趋势，表明医院 2011 年到 2013 年向有序状态发展，医院的系统有序度提高，医院运营效率、财务效益和综合绩效得到了一定的提升。其中，财务绩效和过程行为指标均有不同程度的提高，过程行为指标对综合绩效提高的贡献率为 7.77%，高于绩效指标的贡献率 5.3%。

尽管医院的综合绩效在三年发展中得到了提升，但应该看到，其提升幅度还不大，管理熵值减少 1.85，改变幅度只有 13.07%。因此，医院应通过提高医疗水平和医疗质量、改进服务质量、加强成本控制、降低医疗费用等来提高医院的整体绩效。

6.5　小结

　　绩效评价模型及指标体系的设计，应充分体现管理组织对医院进行管理、监督以及接受服务者对医院进行了解、判断的多维度、多层面的评价。本书的指标体系是在成本控制思想的指导下构建的，充分体现了成本控制效果的影响。基于管理熵理论的绩效评价模型，将各个因素结合在一起放进模型中进行多因素评价。该模型从系统发展的有序与无序角度进行评价，能全面、动态地反映医院的现状和发展趋势，也进一步揭示了医院发展的状态，是一种既重视结果也重视过程的综合性评价方法。基于管理熵理论的医院管理绩效评价为我们带来全新的管理视角，研究正、负熵理论在医院绩效评价中的应用，对医院获得各种管理要素大有帮助，并能协助医院建立其管理核心能力，使医院不断提高管理绩效。

第 7 章　医院成本控制的外部动力机制研究：基于医保支付方式的分析

医疗保险支付方式是医疗保险制度的一项重要内容，一方面，它会直接影响医保费用的支出，对医疗保险的平稳运行起着关键的作用；另一方面，它也会影响医院的医疗行为，对医院的医疗行为和运行机制起着导向作用。因此，医保支付方式是医院关注成本控制的外部动力。不同的医保支付方式对医院经济所产生的影响不同，同时也会对医院的成本控制产生直接影响。

7.1　医疗保险支付方式

医疗保险支付方式是社会医疗保险机构对医院为被保险人提供的医疗服务进行费用补偿的具体方式，有后付制和预付制两类。具体可大致分为五种，即按服务项目付费方式（Fee for Service）、按服务单元付费方式（Service Unit）、按病种付费方式（Diagnosis－related Group，DRG）、按人头付费方式（Capitation）、总额预付方式（Global Budget）。

7.1.1　后付制

后付制是在医疗服务供给者提供医疗服务以后，医疗费用支付方（医疗服务消费者或医疗保险组织）根据医疗服务提供过程中实际发生的成本支付医疗服务费用。后付制典型的代表就是按服务项目支付，这是最传统、运用最广泛的一种支付方式，这种支付方式将医院所提供的诊断、治疗等医疗服务分解成众多的项目（如诊疗、治疗、化验、护理等），针对每个服务项目制定相应的价格标准，保险人根据患者在医院接受服务项目所花费的费用支付。按医疗服务项目付费方式的最大优点在于操作方便，医疗服务提供者和医保的关系简单，便于管理。因此，按服务项目付费是我国目前广泛采用的医保支付方式。

此方式的显著特点是医院提供服务项目的多少决定着其收入的多少，即医院收入取决于医院向病人提供的各服务项目的价格和实际服务量。

7.1.2　预付制

预付制主要包括按服务单元付费、按病种付费、按人头付费和总额预付。预付制总的来说操作比后付制要复杂，但是对医疗费用的控制也更有效果。

（1）按服务单元付费。

按服务单元付费，对门诊患者而言，是指按预算规定的每次费用标准支付费用；对住院患者而言，是指按照规定的住院床日价格标准，根据患者住院时间长短确定对医疗服务供给者的总体补偿水平。按住院日支付医疗费用可以采用后付制也可以采用预付制的形式。前一种情况下，患者每个住院日的实际成本决定了医疗服务供给者获得的补偿水平，每住院日的价格只是一种支付形式而已，能够补偿医疗服务供给者的成本，并不能对医疗服务供给者的医疗行为产生实质性的影响，所以目前比较常见的是按住院日预付制。

（2）按病种付费。

按病种付费是以国际疾病诊断分类标准（ICD.9）将疾病按诊断、年龄和性别等分为若干组，每一组又根据病种、病情轻重程度及有无合并症、并发症确定疾病诊断相关组分类标准，结合循证医学（EBM）依据，通过临床路径（CP）测算出病种每个组、各个分类级别的医疗费用标准，并预先支付给医疗服务机构医疗保险费用的支付方式。最初的 DRGs 是将医院特定病种与其所消耗的医疗费用联系起来的付费方案，是用于根据消费水平和病情相似程度将住院病人分组的系统。其主要特点有两个：一是按照病人疾病种类、严重程度、治疗手段等特点对相关疾病进行分组；二是医疗保险的给付方不是按照病人在院的实际花费付账，而是按病人所属的疾病相关分组付账。

由于实行 DRGs 确实能起到缩短平均住院天数、控制住院费用的效果，因而其被各国政府和卫生管理界公认为比较先进的医院效率质量控制制度。因此，许多国家开始在美国 DRGs 的基础上，制订适合于本国卫生系统的医疗费用支付方式，并取得显著效果。如英国开发了健康资源分组（Health Resource Groups，HRG）；加拿大和法国在美国 HCFA-DRGs 7.0 版的基础上开发了加拿大版本和法国版本（GHM）；1992—1996 年，澳大利亚开发了 AN-DRGs 系统（Australian National Diagnosis Related Groups），并每年进行修订，1999 年，AN-DRGs 被更为完善的 AR-DRGs（Australian Refined

Diagnosis Related Groups）替代；德国在澳大利亚的 AR－DRGs 系统的基础上，推出了自己的 G－DRGs 系统，并于 2003 年在部分医院进行了试点，于 2007 年在全境实施统一的 G－DRGs 费用偿付制度。总之，DRGs 研究成为各国关注的焦点。

面对国外蓬勃兴起的 DRGs 研究大潮，我国一些学者也开始利用国外 DRGs 分组原理对我国病例进行分组的可行性研究，并对建立符合我国国情的 DRGs 展开了讨论。韦健、张菊英[1]（2002）系统探讨了国内 DRGs 的统计方法和意义，认为所采用的统计方法各有优缺点，应该有针对性地选用，指出我国应该重视和大力发展 DRGs 及其统计方法。朱滨海[2]（2006）认为，从统计学角度来看，国外 DRGs 在我国应用是可行的。并结合我国医院的现状及运行特点，提出我国现阶段研究和实施结合我国国情的 DRGs 需要考虑信息系统的统一完善、医疗资源消耗的度量、疾病严重程度的度量、统计学方法的选择、支付标准的制定及临床诊疗规范的建立等因素。官波[3]（2004）通过对美国医疗保险 DRGs 支付方式的分析和评价，指出了我国医疗保险支付方式选择的思路：以总额预付制为基础，进行预付制与后付制的有机组合；根据医疗服务的多样性应用多种支付方式；建立医疗保险价格体系；建立质量评估监测体系，结合质量校正系数调整给付费用。李包罗、华磊[4]（2006）认为，我国患者费用所表现出来的统计规律很可能与海外的情况有显著的差异。对某些疾病，我们可能不得不提出我国细化 DRGs 分组的特殊方案。另外，我国大量的自费患者和自费项目如何纳入 DRGs 的赔付体系也是我国医疗付费制度改革必须面对的特殊问题。因此，强调制定符合我国国情的 DRGs，对控制社会卫生费用不断上涨、提高医疗服务质量、规范医疗行为、合理补偿医院等都具有重要的现实意义。此外，许擎鑫[5]（2011）通过文献综述的方式，探讨我国单病种付费制度和诊断相关分组的预付制度（DRGs－PPS）的相关研究进展，阐述单病

---

[1]　韦健，张菊英. 适合我国国情的 DRGs 及其统计方法的探讨 [J]. 现代预防医学，2002，29 (2)：146－147.

[2]　朱滨海. 研究和实施 DRGs 时应考虑的若干问题 [J]. 中华医院管理杂志，2006，22 (7)：456－459.

[3]　官波. 美国医保 DRG 支付方式对我国医保支付方式选择的启示 [J]. 卫生软科学，2004，18 (6)：283－286.

[4]　李包罗，华磊. DRGs 是科学解决 "看病贵" 问题的有效途径 [J]. 中国医院，2006，10 (3)：19－22.

[5]　许擎鑫. 我国单病种收费制与 DRGs 相关情况述评 [J]. 中国卫生经济，2011，30 (8)：36－38.

种和诊断相关分组（DRGs）的产生和发展，通过比较分析，提出了一种更适合我国的医疗支付方式。杨迎春、巢健茜[①]（2008）对我国单病种付费与DRGs 预付模式进行了文献综述。徐靖等[②]（2013）针对病种成本预测的多因素、非线性特点以及病种系列中医疗服务配置的相似性，提出了一种基于GBOM 和改进 SVM 的 DRGs 病种系列成本预测方法。

综上所述，我国 DRGs 相关的研究也日益受到重视，但必须指出的是，目前的研究工作多限于介绍国外相关经验，或进行基本的理论探讨，尚存在很多不足之处，如 DRGs 的分类标准尚未形成共识，与医疗保险支付紧密结合的实质性工作尚未大量开展，也缺少相应的政策支持，这些都是我们今后研究工作中急需解决的问题。

（3）按人头付费。

按人头付费是医疗保险机构根据医院提供服务的被保险人的总人数，定期向医院支付一笔固定费用，医院提供合同规定的一切医疗服务，不再另行收费。这种付费方式也属于预付制的一种，医院的收入随着病人数量的增加而增加。这种付费方式的预算方法简单，工作量少，操作方便。

（4）总额预付。

总额预付以前期的医院总支出为依据，在剔除不合理支出后按年度拨付医院费用总额。在总额预算制下，医院预算额度一旦确定，医院的收入就不能随服务量的增长而增长，一旦出现亏损，保险机构将不再追加支付，亏损部分由医院自负。能否合理确定预算是实施该支付方式的关键环节，预算的确定主要依据以下因素：医院规模、医院设备和设施情况、医院服务质量、服务地区人口密度、上年度预算执行情况和通货膨胀等，一般为一年协商调整一次。现在一些地方社保机构也采用这种方法。总额预算方式不需要复杂的测算，医院非常容易接受；同时医疗服务供给方也是医疗费用支出的控制者。

---

① 杨迎春，巢健茜. 单病种付费与 DRGs 预付模式研究综述［J］. 中国卫生经济，2008，27（6）：66-70.

② 徐靖，刘子先，李竹梅，等. 基于 GBOM 和改进 SVM 的 DRGs 病种系列成本预测［J］. 工业工程与管理，2013（18）：92-99.

7.2　医疗保险支付方式对成本控制的影响

支付方式是医院关注成本控制的外部动力，不同的支付方式与标准产生不同的激励作用，也会对医院成本控制带来不同的影响。支付方式对成本控制的影响从国外更侧重于以付费者的角度对医疗供给者提出约束措施的方式来控制成本的现实也能窥见一斑。

7.2.1　后付制对成本控制的影响

后付制是付费方在医疗服务行为发生后按实际费用进行补偿，后付制本身存在固有的内在缺陷，不能为医院主动降低医疗服务成本、控制医疗费用提供经济激励。这种支付方式使医院很少具有降低成本的内在动力，甚至会通过提供不必要的医疗服务增加成本（即使这些服务并不能给患者的健康状况带来更大的改进），进而增加其收入水平，因为医院收入和提供的服务量有关，并且医院所提供的额外医疗服务都能得到补偿。

后付制有利于调动医院服务的积极性，为医院提供过度医疗服务提供了内在激励，使医疗费用难以控制。在医疗费用后付制下，由于并不能预先明确针对某一种疾病的诊疗服务的具体费用，而费用多少完全取决于医院的医疗行为，因此患者或其他付费者承担了全部经济风险。所以在按服务项目付费方式下，更常见的现象是医院从自身经济利益角度出发，即使在医疗服务单价确定的情况下，医院仍能通过增加医疗服务的数量来提高医疗服务费用。例如提供不必要的新医疗服务项目，或提供可用可不用的医疗服务项目，造成医疗卫生资源的浪费。统计表明，目前我国大型医疗设备使用频繁，但多数是在做"无用功"，一部分医院的大型设备检查低于国家卫生健康委员会要求的阳性率达70%的标准，说明至少有一部分患者做了不应该做的高价检查。按服务项目付费时，医疗机构有足够的专业影响力，使得作为支付单元的诊疗、检查和药品项目的数量明显增多。大处方、滥用昂贵检查这些"高附加值"的手段就备受青睐。因此，按服务项目付费方式通常总是同较高的医疗服务实用水平联系在一起并可能鼓励过度使用医疗服务项目，尤其是那些最有利可图的。

7.2.2 预付制对成本控制的影响

预付制是在医院提供医疗服务之前，预先设定医疗保险计划（组织）对医院的付费率（付费标准）或预算标准，该标准与医疗服务供给者提供服务实际产生的成本没有任何关系，不论医疗服务供给者采用何种诊疗模式、实际发生的成本为多少，付费者都以预先设定的费率或预算支付医疗费用。由于在医疗费用预付制下，医院的成本只能以预先设定的固定资金予以补偿，如果医院增加成本，其亏损由医院完全承担或部分承担；相反的，若医院因降低成本而产生盈余，则医院能够获取全部或部分盈余。所以预付制更能激励医院提高效率、降低成本。医院若想扩大收入与成本的差距，增加结余，控制医疗成本不可或缺，必须选择更有效、更安全、更可靠、更经济的检查和治疗方案。

相对于后付制而言，预付制在控制医疗费用方面更为有效。当然，预付制也不是完美的，它也有自身的缺陷，主要体现在它在激励医院降低成本的同时，也存在降低医疗服务质量的风险。医疗服务供给者可能为了节约成本而提供更少的医疗服务，对患者的身体健康产生负面影响。此外，在预付制下，医疗服务供给者在决定是否接收某一患者时，出于对治疗将花费的成本和所获补偿之间的权衡，可能采取风险选择行为，拒绝接受病情比较复杂、治疗成本比较高的患者，这种策略性行为将危及一些患者对医疗服务的可及性[①]。

因此，在预付制方式的倒逼机制作用之下，医院为追求利润最大化而过度医疗的动机被削弱，促使医院采用成本低、效果好的治疗方案，合理提供各类医疗服务，减少患者的住院时间，从而降低医疗服务成本，有效控制医疗费用。但在要求采用预付制的同时，还要加强医疗服务质量规制，尽可能地降低医院采取各种策略性行为的可能性，减少预付制对医疗服务质量的消极影响，保障患者的利益。

下面就预付制中具体支付方式对成本控制的影响分别讨论。

（1）按服务单元付费对成本控制的影响。

对于预先设定服务单元价格标准的情况，每个住院床日的价格标准和每次门诊费用独立于治疗的实际成本，由医疗服务价格规制当局提前设定，能够激励追求自身经济利益最大化的医疗服务供给者提高效率，以降低每一住院床日和每门诊人次成本。

---

① 李丽. 我国医疗服务价格规制的理论与实证分析 [D]. 济南：山东大学，2007.

（2）按病种付费对成本控制的影响。

一方面，由于 DRGs 制定的预付价格考虑因素比较多，所以支付标准更加科学；另一方面，由于患者是一次性向医院预付了医药费用，所以医院和医务人员主动控制医疗服务成本的意识很强，也会尽力合理利用医疗资源，避免了过度消费。Meltzer 等[①]（2002）指出，DRGs 在应用的过程中也出现了一些缺点，如危重病人可能得不到及时治疗。在 DRGs 价格体制下，医院更愿意接收治疗成本低的患者，医治病情严重的患者可能没有利润或者利润太小，危重病人就有可能被推诿给其他医院，这可能给相同 DRGs 系统下的重病患者及时入院造成不便。Norton 等[②]（2002）认为，由于管理系统复杂，导致诊断分类审查工作量大。在按照病种付费模式下，诊断分类多达数百种，还需要定期调整支付标准，审查特殊情况下超过标准的病例费用。另外，服务质量也可能得不到保障，如果某些必需的医疗项目成本高、使用量小，医院有可能取消这些项目，而且医院有按收费高的病种诊断的倾向，或通过减少住院日的方法来降低成本。

（3）按人头付费对成本控制的影响。

按人头付费对医疗机构的服务和费用均有高度的控制，促进医院开展预防工作，以减轻将来的工作量，降低医疗费用支出。但同时也容易导致为降低费用而减少服务提供或降低服务质量的行为，如诱导医院选择性接收病人，接收症状较轻、住院时间相对较短的患者，通过增加患者住院次数来获得更多的"人头数"；医务人员缺乏提高医疗技能的积极性。

（4）总额预付对成本控制的影响。

总额预付是医保提供给医院一定时期的医保费用总额，在总保费一定的情况下，一方面使医院在总额内精打细算，努力以最低成本提供一定量的医疗服务，管理成本低，医疗费用容易得到控制；另一方面，医院会主动减少医疗服务的供给，盲目节约成本，为患者提供的服务容易打折扣。该方法运用的关键在于合理测定预算总额，但这有一定的难度，因为合理支出的概念难以界

---

① Meltzer D O，Chung J，Basu A. Does competition under medicare prospective payment selectively reduce expenditures on high-cost patients? [J]. Rand Journal of Economics，2002，33（3）：447-468.

② Norton E C，Van Houtven C H，Lindrooth R C. Does prospective payment reduce inpatient length of stay? [J]. Health Economics，2002（11）：377-387.

定[①]。总额测定过高，将导致医疗服务供给的不合理增长，以及医疗费用和卫生总费用的过度增长，不利于医疗保险费用的控制。总额测定过低，将导致医疗服务供给方不合理减少医疗服务供给，抑制患者的合理医疗需求，还可能阻碍医疗服务技术的更新和发展，影响医疗机构的运行效率，打击医务人员的工作积极性。

表 7.1 将医疗费用的不同支付方式对医院的主要影响进行了总结。从表中可以看出，医疗费用的不同支付方式各有利弊，在为医疗服务供给者提供积极影响的同时也有消极的影响，所以单一的医疗费用支付方式难以实现预期的效果。在世界范围内的医疗服务领域政府规制改革实践中，很多国家将不同的医疗费用支付方式结合运用，以更好地激励医疗服务供给者按照预期规制目标行事。多层次的、混合的支付体系可能降低医疗费用、消除某单一支付方式的负面效果而保留综合优势。

表 7.1　不同支付方式及其主要影响

支付方式		对医院的积极影响	对医院的消极影响
按服务项目付费方式	后付制	具有提供医疗服务的积极性，容易满足患者的需要	增加医疗服务项目的数量，过度治疗，不能为医院主动降低医疗服务成本、控制医疗费用提供经济激励，无降低成本的激励
按服务单元付费方式	预付制	减少每住院床日和每门诊人次成本，提高效率	延长患者住院时间、分解处方以增加就诊者门诊次数，减少必要服务，风险选择
按病种付费方式	预付制	提高效率，减少不必要的医疗服务，强化了医院降低成本的动机	增加患者数量（当每一病种支付标准高于边际成本），风险选择
按人头付费方式	预付制	改进效率，改进患者接受医疗服务的连续性，增强医疗服务供给者控制医疗费用的意识和经济责任感	提供比较少的服务，可能影响医疗服务质量，会刺激医疗服务供给者对不同患者进行风险选择
总额预付方式	预付制	控制总成本，提高资源利用效率	减少某些必要的医疗服务，对医疗服务质量产生消极影响

①　钱海波，黄文龙. 医疗保险支付方式的比较及对我国的发展前瞻［J］. 中国医疗前沿，2007（1）：101－103.

7.3 医保和医院在医保支付方式下的博弈分析

我国医保现行的医疗费用支付方式普遍是按服务项目付费的，在这种方式下，容易刺激医院提供过多医疗服务，不能形成医院降低医疗服务成本的激励，既不利于医院的长期发展，又会导致整个社会的医疗费用支出不断上涨，最终损害广大患者的利益。综合上述研究，我们可以看到，没有一种支付方式是完美的，各种支付方式都有其优点和缺点。就大多数支付方式而言，主要的缺点可从其他支付方式中得到一定程度的弥补，因而需要采取混合支付方式。采用混合式医疗保险支付方式已成为学界的共识，也是改革的方向。但以往的研究很少证明为什么混合支付方式是优于单一支付方式的，本书将用博弈论[1]的方法，从医院与医保收益的角度，证明单一支付方式的不合理性以及混合支付方式的合理性与优越性。

7.3.1 按服务项目付费方式下医保和医院的博弈分析

按服务项目付费时，医保是根据医院提供的医疗服务的数量给予费用补偿。医院提供医疗服务数量越多，得到的费用补偿也越多。在这种方式下，容易刺激医院提供过多医疗服务，医疗费用难以控制。即使在医疗服务单价确定的情况下，医疗服务提供者仍能通过增加医疗服务数量来提高医疗服务费用。

在医疗市场中普遍存在医疗供给创造医疗需求的"萨伊定律"[2]，也就是说，医院能够诱使患者尽可能多地消费医疗服务，这是医疗服务提供者利用其信息优势诱导患者接受过度医疗服务的现象。在这种诱导需求中，患者处于被动地位，其不合理的医疗需求并不是出于自身的意愿，而是被医疗服务提供者激发出的过度需求。在我国目前的医疗卫生体制下，医院的收入与医疗费用的高低成正比，因此医院就有很大的内在动力去诱导患者进行过度消费。同时，对医院而言，由于医疗行业具有很强的专业性，医疗服务是一种专家服务，医生对疾病严重程度、治疗手段的有效性、医疗服务的适度性等信息都较为了解。相比较而言，被保险人则由于缺乏医学知识和对疾病的恐惧心理而对医生往往持服从的态度，医保则由于被排除在医疗诊治过程之外，对医院的行为更

---

① 谢始予. 经济博弈论 [M]. 2 版. 上海：复旦大学出版社，2006.

② Irvin B T. Microeconomics for today's world [M]. Eagan：West Publishing Company，2010.

不了解。在这样的状况下，兼具医疗服务建议者和提供者双重身份的医院就有可能对被保险人实施诱导需求。下面我们针对按服务项目付费时医保与医院之间的博弈进行分析。

为了表述清晰，我们先对博弈中的相关事项进行界定：在博弈中，我们将医院对医保不隐瞒医疗信息称为医院同医保合作，而将医院对医保隐瞒医疗信息造成医疗服务过度称为医院同医保不合作；将医保对医院进行医疗费用偿付称为医保同医院合作，而将医保拒绝对医院进行医疗费用偿付称为医保同医院不合作。

假设医院同医保在双方合作状态下的收益分别为 I 单位和 R 单位（I、R 均大于零）。对医院而言，这 I 单位的收益来自医保对其进行的医疗费用偿付，而对医保而言，这 R 单位的收益来自其进行适当的医疗保险带来的社会效益。同样地，如果双方中的任何一方改变合作状态采取不合作的行为，这一合作均衡[①]就会被打破，医院同医保的收益也会发生改变。假设医院同医保转为不合作，对医保隐瞒医疗信息造成医疗服务过度，如果医保没有识别出其行为而仍对其进行医疗费用偿付，那么医院将得到 S 单位（$S>0$）的额外收益，医保则遭受到 S 单位的损失；如果医保识别了其行为而拒绝对其进行医疗费用的偿付，那么医院将损失这 S 单位的收益，医保则因成功规避风险而得到了 S 单位的收益增加。假设医院仍然采取合作态度，对医保不隐瞒医疗信息，而医保却选择与其不合作（例如，医保记录了医院已有的不良行为，给予不信任的态度，不予偿付医疗费用），那么医院将遭受 S 单位的损失，而医保则得到了 S 单位的额外收益。此博弈模型如表 7.2 所示。

表 7.2　按服务项目付费的博弈分析模型

医院＼医保	合作	不合作
合作	(I, R)	$(I-S, R+S)$
不合作	$(I+S, R-S)$	$(I-S, R-S)$

在该博弈中，假设医保合作的概率为 P（$0 \leqslant P \leqslant 1$），那么，根据表 7.2，计算医院选择合作时的期望得益 E_1 为

$$E_1 = I \cdot P + (I-S)(1-P) = I \cdot P + I - I \cdot P - S + S \cdot P = I - S + S \cdot P$$

① Rasmusen, Eric. Game and information [M]. Cambridge: Cambridge Blackwell Publishers, 1994.

计算医院选择不合作时的期望得益 E_2 为

$$E_2 = (I+S)P + (I-S)(1-P) = I \cdot P + S \cdot P + I - I \cdot P - S + S \cdot P$$
$$= I - S + 2 \cdot S \cdot P$$

那么有

$$E_2 - E_1 = (I - S + 2 \cdot S \cdot P) - (I - S + S \cdot P) = S \cdot P$$

目前，医保只是从各项费用（如检查费、药品费等）独立的角度出发，分别审核其是否符合基本医疗保险要求或是否超出了在总费用中的最高占比规定，却没有将它们联系起来从每一病例诊疗过程的角度来分析诊疗的必要性与合理性。这说明医保发现医院的医疗服务过度行为从而拒绝偿付医疗费用是比较困难的，因此，医保往往会对医院进行医疗费用偿付，也就是说，医保选择同医院合作的概率一般总是大于零，P 等于零的概率很小或者可以说根本不存在，那么，不管医保选择同医院合作的概率为多少，$E_2 - E_1$ 总是大于零，意即医院选择不合作时得到的收益总是大于选择合作时得到的收益，因此，医院从自身利益最大化出发，总会选择不合作，对医保隐瞒医疗信息实施道德风险，具体来说，就是诱导参保患者过度消费医疗服务，向参保患者提供不必要的检查和住院服务等。而参保患者出于对疾病的恐惧和规避心理，加上对医疗知识的缺乏，而对医疗机构提供的医疗服务深信不疑，往往会接受医疗机构提供的医疗服务。

通过以上博弈，我们发现，在信息不对称的情况下，医保按服务项目付费时，医院选择同医保不合作得到的收益总是比合作得到的收益大，而医保则必须为此承担数额巨大的额外医疗费用，这也是医疗费用居高不下的重要原因。

7.3.2　混合支付方式下医保和医院的博弈分析

我国在 2012 年 3 月发布的《"十二五"期间深化医药卫生体制改革规划暨实施方案》中指出："改革完善医保支付制度。加大医保支付方式改革力度，结合疾病临床路径实施，在全国范围内积极推行按病种付费、按人头付费、总额预付等，增强医保对医疗行为的激励约束作用。"在 2015 年发布的《关于城市公立医院综合改革试点的指导意见》中再次明确指出，要深化医保支付方式改革，建立以按病种付费为主，按人头付费、按服务单元付费等复合型付费方式，逐步减少按项目付费。

改革和探索医保支付方式的目标是在控制医疗费用与保证医疗服务质量之间寻求一个平衡点，充分体现了医保与医院进行博弈的过程。目前，我国医疗保险机构在部分城市和地区进行了医疗支付方式的试点改革，由于时间较短，管理手段和管理措施还有许多不足，再加上不同地区间发展差距较大，各地区在医疗保险制度改革探索中，尤其是在医疗保险费用支付方式上，很难找到一个统一、全面与合理的支付方式。医保支付方式改革的趋势是预付制与后付制相结合，实行混合支付制度。就一般情况而言，混合支付方式优于单一支付方式，大多数支付方式可以与其他方式配合，以消除某单一支付方式的负面效应而保留综合优势①。下面以按病种付费、按服务项目付费相结合的混合支付制度下，医院同医保之间的博弈进行分析。

医院对医疗服务数量的提供和医保对费用支付方式的选择两者之间是一种博弈关系。医保和医院在博弈目的、博弈原则和博弈策略上各不相同。医保以实现投保人利益最大化为目的，其博弈原则是促使医院给患者提供适度服务，其可选择的博弈策略有按病种付费和按服务项目付费。医院以实现自身利益最大化为目的，其博弈原则是选择能够实现自身利益最大化的医疗服务数量。如果把医保希望医院采取的适度服务也作为医院的一种策略，则有增加服务、减少服务和适度服务三种可由医院选择的策略②。

博弈中的双方参与人为医保和医院，用 C_{1i} 表示医保的策略，C_{2j} 表示医院的策略。$i=1$，2，C_{11} 表示医保按服务项目付费，C_{12} 表示医保按病种付费。$j=1$，2，3，C_{21} 表示医院减少服务，C_{22} 表示医院适度服务，C_{23} 表示医院增加服务。医保的两个策略和医院的三个策略可组合成六个策略组合，如（C_{12}，C_{23}）是表示医保采取按病种付费策略与医院采取增加服务策略的组合。

假定医院和医保的收益分别用 I 和 R 表示，在（C_{11}，C_{21}）策略组合下，医保收益用 R_{11} 表示，医院的收益用 I_{11} 表示，以此类推，于是医保和医院的收益组合可见表 7.3。

表 7.3 混合支付方式下的博弈分析模型

医院 ＼ 医保	服务项目支付 C_{11}		病种支付 C_{12}	
减少服务 C_{21}	I_{11}	R_{11}	I_{12}	R_{12}
适度服务 C_{22}	I_{21}	R_{21}	I_{22}	R_{22}
增加服务 C_{23}	I_{31}	R_{31}	I_{32}	R_{32}

① Karen E. Risk selection and optimal health insurance－provider payment system［J］. The Journal of Risk and Insurance，2000（7）：173－196.

② 王鉴岗. 医疗费用世界难题最优解的博弈论分析［J］. 社会保障研究，2010（1）：70－72.

以下就医院和医保在不同策略组合下的收益大小关系进行分析说明。根据医保的收益分析，在六种策略组合下，医保收益的大小关系是：

（1）$R_{21}>R_{11}$ 和 $R_{21}>R_{31}$。

（2）$R_{22}>R_{12}$ 和 $R_{22}>R_{32}$。

（3）$R_{21}=R_{22}$。

而 R_{11} 与 R_{12}、R_{31} 与 R_{32} 之间又有怎样的大小关系呢？当医院采取的是增加服务策略时，由增加服务而增加的费用在按病种付费时是由医院支出，在按服务项目付费时是由医保支出，因此 $R_{32}>R_{31}$。当医院采取减少服务策略时，由减少服务所节约的费用按病种付费时是在医院中，按服务项目付费时是在医保中，因此，$R_{11}>R_{12}$。

综合上述情况，在六种策略组合下，医保收益的大小关系是：

（1）$R_{21}>R_{11}>R_{12}$ 和 $R_{22}>R_{32}>R_{31}$。

（2）$R_{21}=R_{22}$。

根据医院的收益分析，在六种策略组合下，医院收益的大小关系是：

（1）$I_{31}>I_{21}>I_{11}$ 和 $I_{12}>I_{22}>I_{32}$。

（2）$I_{21}=I_{22}$。

设医保选择 C_{11} 和 C_{12} 策略的概率分别为 P_1 和 P_2，以 $P=(P_1，P_2)$ 表示医保的一种混合策略，其中 $P_1+P_2=1$。医保选择混合策略的目的是使得适度服务策略成为医院的占优策略[①]。

假设医保采取混合策略 $(P_1，P_2)$ 时，医院采取纯策略 C_{2j}（$j=1，2，3$）时的期望收益用 E 表示，则

（1）当医院采取 C_{21} 策略时：
$$E_1(P，C_{21})=P_1 I_{11}+P_2 I_{12} \tag{1}$$

（2）当医院采取 C_{22} 策略时：
$$E_2(P，C_{22})=P_1 I_{21}+P_2 I_{22} \tag{2}$$

（3）当医院采取 C_{23} 策略时：
$$E_3(P，C_{23})=P_1 I_{31}+P_2 I_{32} \tag{3}$$

医保的混合策略 $(P_1，P_2)$ 应使得医院采取策略 C_{22} 时的期望收益大于采取策略 C_{21} 或 C_{23} 时的期望收益，即以下不等式成立：
$$E_2(P，C_{22})>E_1(P，C_{21}) \tag{4}$$
$$E_2(P，C_{22})>E_3(P，C_{23}) \tag{5}$$

① 王鉴岗. 医疗费用世界难题最优解的博弈论分析 [J]. 社会保障研究，2010（1）：70-72.

把式（1）（2）（3）代入式（4）和（5），得出

$$\begin{cases} P_1 I_{21} + P_2 I_{22} > P_1 I_{11} + P_2 I_{12} & (6) \\ P_1 I_{21} + P_2 I_{22} > P_1 I_{31} + P_2 I_{32} & (7) \end{cases}$$

根据 $P_1 + P_2 = 1$ 和 $I_{21} = I_{22}$，可得出上述不等式（6）和（7）的解为

$$\begin{cases} P_1 > \dfrac{I_{12} - I_{22}}{I_{12} - I_{11}} & (8) \\ P_1 < \dfrac{I_{22} - I_{32}}{I_{31} - I_{32}} & (9) \end{cases}$$

根据平面几何和不等式的有关知识可以证明：

$$\frac{I_{22} - I_{32}}{I_{31} - I_{32}} > \frac{I_{12} - I_{22}}{I_{12} - I_{11}} \tag{10}$$

由此得出不等式组的联合解为

$$\frac{I_{12} - I_{22}}{I_{12} - I_{11}} < P_1 < \frac{I_{22} - I_{32}}{I_{31} - I_{32}} \tag{11}$$

再根据 $P_1 + P_2 = 1$，可得出的 P_2 解为

$$\frac{I_{31} - I_{22}}{I_{31} - I_{32}} < P_2 < \frac{I_{22} - I_{11}}{I_{12} - I_{11}} \tag{12}$$

因此，当医保以符合式（11）和式（12）的概率分布选择混合策略（P_1，P_2）时，医院采取 C_{22} 策略时的期望收益大于采取 C_{21} 或 C_{23} 策略时的期望收益，C_{22} 策略（即提供适度服务）便是医院的占优策略。

当医院采取 C_{22} 策略时，医保采取混合策略 P 的期望收益为

$$E(P，C_{22}) = P_1 R_{21} + P_2 R_{22} = R_{21} \tag{13}$$

（因为 $P_1 + P_2 = 1$，$R_{22} = R_{21}$）

医保也实现了期望收益最大化，（P_1，P_2）混合策略是医保的占优策略。

由此得出结论：当医保以符合（11）式和（12）式的概率分布选择混合策略 P 时，即选择混合支付方式时，医院的占优策略是 C_{22}，即提供适度服务。（P，C_{22}）是混合策略博弈的纳什均衡[①]，均衡时医保和医院都实现了期望收益最大化，混合策略博弈的纳什均衡正好实现资源配置帕累托最优[②]。

因此，医保支付实行混合支付方式，就一般情况而言，是优于单一支付方式的。医保通过支付方式的创新，发挥合理的支付方式对服务提供方的激励机制，规范引导医疗行为，提高服务质量和效率，促进医院加强内涵建设和成本

[①]　Fudenberg D，Jean T. Game theory [M]. Cambridge：The MIT Press，1991.

[②]　Gregore M N. Principles of economics [M]. Dryden：Dryden Press，1998.

控制，推动内部运行机制改革。当然，支付方式的改革要求医保部门转变管理方式，提高管理能力。混合支付方式的实施对支付方的管理能力提出更高的要求，需要对医疗服务进行更为严谨、科学的考核和评价，例如预付制的实行需要制定科学合理的医疗质量评估体系，对医院的医疗成本、医疗质量、医疗管理等多方面进行评估，才能在控制费用的同时保证医疗质量和服务水平。

7.4　医疗保险支付方式改革下的医院成本控制的思考

如前所述，医保的每一种支付方式都有其优缺点，世界各国医疗保险改革的经验也告诉我们，不能采用单一的支付方式，目前采用混合式医疗保险支付方式已成为各国的共识。2017 年 6 月，国务院办公厅发文的《关于进一步深化基本医疗保险支付方式改革的指导意见》中提出，"2017 年起，进一步加强医保基金预算管理，全面推行以按病种付费为主的多元复合式医保支付方式。各地要选择一定数量的病种实施按病种付费，国家选择部分地区开展按疾病诊断相关分组（DRGs）付费试点，鼓励各地完善按人头、按床日等多种付费方式。到 2020 年，医保支付方式改革覆盖所有医疗机构及医疗服务，全国范围内普遍实施适应不同疾病、不同服务特点的多元复合式医保支付方式，按项目付费占比明显下降。"因此，医保支付方式向混合支付方式转变已是必然的趋势，只有采取预付制与后付制相结合的混合支付方式时，消除某单一支付方式的负面效果而保留综合优势，相互配合，优势互补，才能达到既控制费用，又保证医疗质量的利益均衡效果。支付方式改革必然会对医院的行为选择产生重要影响。医院应该积极应对支付方式改革的大潮，调整思路，把握机会，促进医院采取措施加强成本控制，提高管理水平。

7.4.1　建立合作博弈关系，谋求良性发展

政府财政部门是医疗保险制度建立的核心方，医院提供的医疗服务成本从医保费用中获得经济补偿，该种补偿方式是间接的。而医院的行为受到卫生行政部门的管理与控制，卫生行政部门通过管理医保的费用等，使医院的行为得以限制。医保资金能够对医疗服务的必要成本进行保障，随着新医保改革方案的逐渐推进，政府部门的投入力度逐渐增加，医院要想获得专项补偿，需要与政府部门、医保部门建立长期稳定的合作。因此，为了充分发挥医保费用结算办法的功能，医保费用结算办法应建立在医院与医保经办机构合作博弈的基础上。

7.4.2　培养员工成本意识，增强全员成本控制的积极性和主动性

从我国公立医院的历史及现状来看，政府、社会对其的定位一直是公益型事业机构。长期以来，很多医院内部无论是领导还是普通员工，基本没有成本控制意识，因此，培养建立成本控制机制的土壤，营造成本控制的舆论氛围尤为重要。为适应医保支付方式的改革，医院以及医务人员必须增强成本管理的意识，按照"全员参与"原则，将科室成本控制指标分解落实到人，通过指标分解强化科室人员的成本控制意识，使成本控制的意识深入每一位职工的头脑。从医疗管理、医疗服务以及成本管理等多个角度去加强成本控制的力度，进而有效地提升医护人员对成本控制的积极性。

7.4.3　完善监督及奖惩制度，提高成本控制的效果

除了采取各种措施加强成本控制之外，医院还应建立健全成本控制奖惩机制，使医院职工由被动地进行成本控制变为主动节约成本，减少医疗用品浪费的情况，以促进成本管理。比如，对办公用品实行定额管理，超支从绩效工资扣除，结余给予奖励。实行定额管理使各科室能精打细算，费用有望大大降低，从而使降低成本比增加收入更有效果。

7.4.4　加强预算管理，控制医院费用，规范医院经济行为

医院预算管理是医院成本控制的重要手段，也是和第三方付费相适应的医院经济管理模式，医院编制预算的过程也是医院成本控制的过程以及优化资源配置和使用的过程。新《医院财务制度》规定："医院要实行全面预算管理，建立健全预算管理制度，包括预算编制、审批、执行、调整、决算、分析和考核等制度。"医院应当采取科学方法制定预算，对医保下达的医保费用标准，要层层细化，分解到科室和部门，对每一个具体项目都有明确的预算。预算要做到数据准确，具有较强的可操作性。同时，要定期对预算指标执行情况进行考核分析，及时发现医院在成本费用预算执行中存在的问题，并提出改进措施。对预算与实际出入较大的项目进行重点分析，查找原因，及时采取有效措施予以调整；属于特殊性支出的，可根据实际情况进行论证并调整预算；对预算执行较好或者与去年同比有明显节约的项目，要予以肯定。总之，在第三方

付费制度下，医保中心通过预付给医院定指标，医院通过院内预算下达科室成本控制指标，在规范的流程控制下，通过预算提高医保资金使用效益和医院的运行效益。

7.4.5 加强医院质量管理，提升医疗服务质量

降低成本绝不能牺牲医疗服务质量，追求高品质的医疗服务是公立医院立院的根本，无论是成本控制还是其他任何管理方式，都是为提高医疗服务质量、保障人民医疗权利这个目标服务的，因此在对成本的控制中，必须牢牢把握不能影响医疗服务质量这个底线。支付方式的改革要把握的核心问题是要激励医院在不降低医疗服务质量的前提下控制医疗成本。最优的医疗保险（费用）支付方式，通过影响医院服务行为，能激励医院提供安全、有效及价格合适的医疗服务，从而既保障患者的利益，又不至于浪费资源，因此，医院在加强控制成本的同时要严把质量关，提升自身的医疗服务质量。

7.4.6 推行精细化管理，提高医院管理水平

精细化管理是医院分工的精细化，它突破传统粗放思维，将精细化管理的理念和内涵贯彻到医院实际管理中。精细化管理其实就是落实管理的责任，深谙和运用细节决定成败的理念，将管理责任具体化、明确化、细分化。精细化管理让医院管理方式更加先进、管理目标更加明确，规范并提高了医院的管理运营水平，因此，推行精细化管理是提高医院管理水平必经之路，是适应现代管理的必然要求。尤其在新的医疗环境之下，在新的支付方式的导向之下，医院积极推进精细化管理，契合环境的发展需求，有利于夯实医疗水平的发展基础，提高医院运营效率和管理水平。

第 8 章 研究结论与展望

8.1 研究结论

本书总体研究医院成本的控制问题。笔者以独特的视角运用 TDABC 进行成本核算，并以此为基础，将事前、事中、事后全过程成本控制管理的思想引入医院成本控制研究中，对成本控制的内部运行机制、前馈机制、外部动力机制和评价机制进行研究，从而构筑比较科学合理、方便可行的成本控制体系。本书的主要研究结论如下：

第一，运用 TDABC 确定医院的服务项目成本时，只需要估计流程中所用各种资源的单位产能成本以及病患使用各种资源的时间，这一新的成本核算方法打破了传统方法无法提供精确成本信息的弊端，是对传统核算方法的极大突破，能较好地与医院成本的特点相结合，满足医院精细化管理的要求。

第二，医院成本控制内部运行中的三个关键因素是流程控制、资源控制和时间控制。流程优化是流程控制的重要路径，流程优化能降低成本，提高医院效益和患者满意度。分层赋时着色 Petri 网（HTCPN）可用于临床路径的建模，能够预测分析变异情况并实现路径的自动调整。资源控制中关注的重点是人力成本、固定资产和材料费用，应该采取各种必要的措施加以控制。时间就是质量、速度，没有时间的流程是没有效益的。及时、快速和高质量地完成医疗服务，不仅对收入的提高有帮助，而且可以降低医疗成本。

第三，本书基于多元线性回归方程和 BP 神经网络建立的两种医院成本预测模型，都通过具体数据，验证了模型的有效性，其误差值都在 6% 以内。相比而言，以 BP 神经网络建立的医院成本预测模型，准确度更高些，但复杂程度也较高，在操作性上不如多元线性回归模型方便。

第四，本书的医院绩效评价指标体系是在成本管控思想的指导下构建的，充分体现了成本控制效果的影响。基于管理熵理论的医院绩效评价模型，将各个因素结合在一起，从系统发展的有序与无序角度进行评价，能全面、动态地反映医院的现状和发展趋势，也进一步揭示了医院发展的状态，是一种既重视结果也重视过程的综合性评价方法。

第五，医保支付方式是医院关注成本控制的外部动力，对医院的医疗行为和运行机制起着导向作用，不同的医保支付方式对成本控制有不同的影响。混合支付方式能消除单一支付方式的负面效果而保留综合优势，是改革发展的必然选择。本书利用博弈论的方法，从医院与医保收益的角度证明了单一支付方式的不合理性以及混合支付方式的合理性与优越性。

8.2 研究的局限性与研究展望

第一，本书在成本预测模型以及临床路径的建模中，将研究重点放在了单病种的研究中，选取的病种为白内障，这是因为考虑到白内障诊治流程相对简单，并发症较少。今后的研究将由单病种扩展到 DRGs，进一步深化研究。

第二，本书利用分层赋时着色 Petri 网（HTCPN）对临床路径进行了建模，对 HTCPN 模型的功能，如果用大量的数据进行仿真分析的话，将更有说服力。鉴于数据量有限，本书借用已研究得出的结论还需要结合实际案例进一步验证。

第三，在医院和医保支付方式的博弈分析中，只是证明了单一支付方式的不合理性以及混合支付方式的合理性与优越性，但混合支付方式的具体形式，即采用何种支付方式、支付方式之间如何衔接等问题，不能从本书的博弈模型中得到。这需要进一步构建医保与医疗机构之间的委托—代理博弈模型，论证混合支付方式的具体表现形式。

围绕 TDABC 对医院成本控制系统进行研究在理论和实践上都是一个全新的课题，到目前为止尚未有系统的理论研究，笔者也仅是抛砖引玉，开启这一领域的粗浅探索，但笔者相信，这一课题未来会有更广泛的研究和应用前景。

参考文献

［1］ Kaplan A L，Garwal N A，Setlur N P，et al. Measuring the cost of care in benign prostatic hyperplasia using time－driven activity－based costing (TDABC) ［J］. Healthcare，2015（3）：43－48.

［2］ Anderson S，Prokop K，Kaplan R. Fast－track profit models：more powerful due－diligence process for mergers and acquisitions ［J］. Cost Management，2007，21（4）：16－21.

［3］ Ayse N Y. Activity－based costing and its application in a turkish university hospital ［J］. AORN Journal，2009，89（3）：573－576，579－591.

［4］ Ayavz E，Pehlivanl E D. The use of time driven activity based costing and analytic hierarchy process method in the balanced scorecard implementation ［J］. International Journal of Business and Management，2011，6（3）：146－150.

［5］ Baker J J，Boyd G F. Activity－based costing in the operating room at Valley View ［J］. Health Care Finance，1997，24（1）：1－9.

［6］ Bojnowska A. The process of costs calculation according to the concept of time－driven activity based costing ［J］. Operations Research and Decisions，2008（2）：5－16.

［7］ Bojnowska A. Time－driven activity based costing—an improvement of standard activity based costing ［J］. Operations Research and Decisions，2008（1）：5－13.

［8］ Bruggemam W，Moreels K. Activity－based costing in complex and dynamic environments：The emergence of Time－Driven ABC ［J］. Controlling，2004，16（11）：597－602.

［9］ Canby J B. Applying activity based costing to healthcare settings ［J］. Health Care Financial Management，1995，49（2）：5022－5426.

［10］Cardinaels E，Labro E. On the determinants of measurement error in Time-Driven Costing ［J］. Accounting Review，2008，83（3）：735-756.

［11］Carey K，Dor A. Trends in contract management：the hidden evolution in hospital organization ［J］. Health Affairs，2004，23（6）：192-199.

［12］Chan Y C. Improving hospital cost accounting with activity-based costing ［J］. Health Care Management Review，1993，18（1）：71-77.

［13］Cooper R，Kaplan R S. How Cost Accounting Distorts Product Costs ［J］. Management Accounting，1988，69（10）：20-27.

［14］CPN Group，University of Aarhus，Denmark. CPN Tools（version 3.4.0）［DB/CD］. http：//www. cpntools. org/.

［15］Dalci I，Tanis V，Kosan L. Customer profitability analysis with time-driven activity-based costing：a case study in a hotel ［J］. International Journal of Contemporary Hospitality Management，2010，22（5）：609-637.

［16］de Bank，Mcilrath T. Utilizing Time-driven activity-based costing in the emergency department ［J］. Annals of Emergency Medicine，2009，54（3）：45-49.

［17］de Souza A，Avelar A，Boina T M，et al. Analysis of the applicability of the time-driven activity-based costing in make-to-order companies ［J］. Revista Universo Contain，2010，6（1）：67-84.

［18］Dejnega O. Method time driven activity based costing—literature review ［J］. Journal of Applied Economic Sciences，2011，5（15）：7-15.

［19］Demeere N，Stouthuysen K，Roodhooft F. Time-driven activity-based costing in an outpatient clinic environment：Development，relevance and managerial impact ［J］. Health Policy，2009（92）：296-304.

［20］Marseille E，Gilbert S. The cost of cataract surgery in a public health eye care program in Nepal ［J］. Health Policy，1996，35（2）：145-154.

［21］Eddy C，Filip R，Gustaaf V H. Drivers of cost system development in hospitals：results of a survey ［J］. Health Policy，2004（69）：239-252.

［22］Eisenstein E L. The use of patient adjusted control charts to compare in hospital costs of care ［J］. Health Care Management Review，1999（2）：193-196.

［23］Everaert P，Bruggeman W，de Creus G. From abc to time-driven ABC—an instructional case ［J］. Journal of Accounting Education，

2008，26 (3)：118—154.

[24] Everaert P，Bruggeman W，Sarens G，et al. Cost modeling in logistics using time － driven ABC：Experiences from a wholesaler ［J］. International Journal of Physical Distribution & Logistics Management，2008，38 (3)：172—191.

[25] Everaert P，Bruggeman W. Time － driven activity － based costing：Exploring the underlying model ［J］. Journal of Cost Management，2007，21 (2)：16—20.

[26] Ficko M，Drstvensek I，Brezocnik M，et al. Prediction of total manufacturing costs for stamping tool in the basis of CAD－model of finished product ［J］. Journal of Materials Processing Technology，2005 (164)：1327—1335.

[27] Fudenberg D，Jean T. Game theory ［M］. Cambridge：The MIT Press，1991.

[28] Fusco C S，Arca M，Ancona C，et al. Cyclic fluctuations in hospital bed occupancy in Roma (Italy)：supply or demand driven ［J］. Health Services Management Research，2003 (16)：268—276.

[29] Gilang A S P，Rendra A T. Neuralnetwork method for instrumentation and control cost estimation of the EPC companies bidding proposal ［J］. Procedia Manufacturing，2015 (4)：98—106.

[30] Ginn G O. Community orientation，strategic flexibility，and financial performance in hospitals ［J］. Journal of Healthcare Management，2006 (51)：111—122.

[31] Griffith J R，Alexander. Measuring comparative hospital performance ［J］. Journal of Healthcare Management，2002，47 (1)：41—45.

[32] Wang H S，Wang Y N，Wang Y C. Cost estimation of plastic injection molding parts through integration of PSO and BP neural network ［J］. Expert Systems with Applications，2013，2 (40)：418—428.

[33] Hanning B W T. Length of stay benchmarking in the Australian private hospital sector ［J］. Australian Health Review，2007，31 (1)：150—159.

[34] Helmi M A，Tanju M N. Activity－based costing may reduce costs，aid planning ［J］. Health Care Financial Management，1991，45 (11)：95—96.

[35] Hoozee S，Bruggeman W. Identifying operational improvements during

the design process of a time-driven ABC system: The role of collective worker participation and leadership style [J]. Management Accounting Research, 2010, 21 (3): 185-198.

[36] Hsiao W C, Sapolsky H M, Dunn D L. Lessons of the New Jersey DRG payment system [J]. Health Affairs, 1986, 5 (2): 32-45.

[37] Irvin B T. Microeconomics for today's world [M]. Eagan: West Publishing Company, 2010.

[38] Veillard J, Champagne F, Klazinga N. A performance assessment framework for hospitals: the WHO regional office for Europe PATH project [J]. International Journal for Quality in Health Care, 2005 (17): 487-496.

[39] Zupancic J A, Richardson D K, O'Brien B J, et al. Daily cost prediction model in neonatal intensive care [J]. International Journal of Technology Assessment in Health Care, 2003, 19 (2): 330-338.

[40] Jack E P, Powers T L. A review and synthesis of demand management, capacity management and performance in health-care services [J]. International Journal of Management Reviews, 2009, 11 (2): 149-174.

[41] Hung J H, Li C. Has cost containment after the Health Insurance system been successful?: Determinants of Taiwan hospital costs [J]. Health Policy, 2008, 85 (3): 321-335.

[42] Kaplan R S, Anderson S R. Time-driven activity-based costing [J]. Harvard Business Review, 2004, 82 (11): 131-138.

[43] Kaplan R S, Michael E P. How to solve the cost crisis in health care [J]. Harvard Business Review, 2011 (9): 46-52.

[44] Kaplan R S, Anderson S R. The innovation of time-driven activity-based costing [J]. Cost Management, 2007, 21 (2): 5-11.

[45] Karen E. Risk selection and optimal health insurance-Provider payment system [J]. The Journal of Risk and Insurance, 2000 (7): 173-196.

[46] Katy E F, Heidi W A, John C F, et al. Feeley a Measuring the value of process improvement initiatives in a preoperative assessment center using time-driven activity-based costing [J]. Healthcare, 2013 (1): 136-141.

[47] Munoz P L S, Hota B, Stemer A, et al. Prevention of bloodstream

infections by use of daily chlorhexidine baths for patients at a long-term acute care hospital [J]. Infection Control and Hospital Epidemiology, 2009, 30 (11): 1031-1035.

[48] Loeb M, Carusone S C, Goeree R, et al. Effect of a clinical pathway to reduce hospitalizations in nursing home residents with pneumonia: a randomized controlled trial [J]. JAMA, 2006, 295 (21): 2503-2510.

[49] Marvin E, Gonzalez G Q, Rhonda M, et al. Building an activity-based costing hospital model using quality function deployment and benchmarking [J]. Benchmarking: An International Journal, 2005, 12 (4): 310-329.

[50] Max M. Leveraging process documentation for time-driven activity based costing [J]. Journal of Performance Management, 2007, 20 (3): 16-20.

[51] Mcgowan N C. Time-driven activity-based costing: a new way to drive profitability [J]. Accountancy Ireland, 2009, 41 (6): 60-64.

[52] Meltzer D O, Chung J, Basu A. Does competition under medicare prospective payment selectively reduce expenditures on high-cost patients? [J]. Rand Journal of Economics, 2002, 33 (3): 447-468.

[53] Michael E P. What is value in health care? [J]. The New England Journal of Medicine, 2010 (12): 2477-2481.

[54] Michael E P. A strategy for health care reform — toward a value-based system [J]. The New England Journal of Medicine, 2009 (9): 109-112.

[55] Michael W M, Laurentius M M. A field study on the limitations of activity-based costing when resources are provided on a joint and indivisible basis [J]. Journal of Accounting Research, 1998, 36 (1): 129-142.

[56] Gregore M N. Principles of economics [M]. Dryden: Dryden Press, 1998.

[57] Namazi M. Performance-focused ABC: a third generation of activity-based costing system [J]. Cost Management, 2009, 23 (5): 34-38.

[58] Norton E C, Van Houtven C H, Lindrooth R C. Does prospective payment reduce inpatient length of stay? [J]. Health Economics, 2002 (11): 377-387.

[59] Öker F, Adiguzel H. Time-driven activity-based costing: An

implementation in a manufacturing company [J]. Journal of Corporate Accounting & Finance, 2010, 22 (1): 75—92.

[60] Othman S A. Construction cost prediction model for conventional and sustainable college buildings in North America [J]. Journal of Taibah University for Science, 2016, 5 (4): 1—4.

[61] Pernot E, Roodhooft F, Van Den Abbeele A. Time—driven activity—based costing for inter — library services: a case study in a university [J]. The Journal of Academic Librarianship, 2007, 33 (5): 551—560.

[62] Poelmans J, Dedene G, Verheyden G, et al. Combining business process and data discovery techniques for analyzing and improving integrated care pathways [J]. Advances in Data Mining: Applications and Theoretical Aspects, 2010: 505—517.

[63] Porter M E, Guth C, Dannemiller E. The west german headache Center: integrated migraine care [M]. Boston: Harvard Business School Press, 2007.

[64] Porter M E, Teisberg E O. Redefining health care: creating value—based competition onresults [M]. Boston: Harvard Business School Press, 2006.

[65] Porter M E, Yasin Z M, Baron J F. Global health partner: obesity care [M]. Boston: Harvard Business School Press, 2009.

[66] Rasmusen E. Game and information [M]. Cambridge: Cambridge Blackwell Publishers, 1994.

[67] Saaty T L. Analytic hierarchy process [M]. Hoboken: Wiley Online Library, 1980.

[68] Schoute M. De ABC — paradox nadir beschreibung [J]. Main Accountancy de Drifts Economic, 2003 (77): 332—339.

[69] Sendi P, Al M J, Battegay M. Optimising the performance of an outpatient setting [J]. Swiss Medical Weekly, 2004, 134 (3—4): 363.

[70] Sharma A, Boyer K K. The impact of hospital information technology bundles on performance: an econometric study [J]. Academy of Management Annual Meeting Proceedings, 2014 (6): 959—964.

[71] William P, Hennrikus B A, Peter M, et al. Inside the value revolution at children's hospital Boston: time — driven activity — based costing in

orthopaedic surgery［J］. The Harvard Orthopaedic Journal，2012
(14)：50－57.

［72］ Stouthuysen K，Swiggers M，Reheul A，et al. Time－driven activity－
based costing for a library acquisition process：A case study in a Belgian
University［J］. Library Collections，Acquisitions，and Technical
Services，2010，34（2)：83－91.

［73］ Street A，Jacobs R. Relative performance evaluation of the English
acute hospital sector［J］. Applied Economics，2002（6）：109－119.

［74］ Szychta A. Time－driven activity－based costing in service industries
［J］. Social Sciences，2010，67（1）：49－60.

［75］ Tanaka K. Cost accounting by diagnosis in a Japanese University
hospital［J］. Journal of Medical Systems，2004（28）：5－9.

［76］ Teperi J，Porter M E，Vuorenkoski L，et al. The finnish health care
system：a value－based perspective［J］. A Value，1994，108（6）：
419－425.

［77］ Udpa S. Activity－based costing for hospitals［J］. Health Care Management
Review，1996，21（3）：83－96.

［78］ Weng S J，Teresa W，Jennifer B，et al. An extended DEA model for
hospital performance evaluation and improvement［J］. Health Services
& Outcomes Research Methodology，2009（9）：39－53.

［79］ Lin Y J，Chao T H，Yao Y，et al. How can activity－based costing
methodology be performed as a powerful tool to calculate costs and
secure appropriate patient care?［J］. Journal of Medical Systems，2007，
31（2）：85－90.

［80］ 国家卫生健康委员会. 2017 年我国卫生健康事业发展统计公报［EB/
OL］.［2018－6－21］. http://news. xinhuanet. com/health/2018－06/
21/c＿129166225. htm.

［81］ Fetter R B. 按诊断分类定额付款医疗收费制度的制定［J］. 刘翠娥，
译. 国外医学（卫生经济分册），1988，5（2）：40－45.

［82］ 鲍玉荣，朱士俊，张铎，等. 作业成本法实施中作业成本核算研究［J］.
中华医院管理杂志，2005，21（2）：100－101.

［83］ 卞鹰，孟庆跃，葛人炜，等. 医院医技科室成本分摊系数法研究［J］.
中国卫生事业管理，1998（10）：527－529.

[84] 卜胜娟, 熊季霞. 公立医院绩效评价体系分析及建议 [J]. 中国卫生事业管理, 2014 (6): 404—406.

[85] 陈财柳, 蒋艺. 新财务制度下医院成本管理模式探讨 [J]. 现代医院, 2013 (12): 127—129.

[86] 陈华友. 基于相关系数的优性组合预测模型研究 [J]. 系统工程学报, 2006, 21 (4): 77—83.

[87] 陈力, 蒋文第. 医院成本控制与临床路径 [J]. 重庆医学, 2009 (1): 19—20.

[88] 陈力, 杨文秀, 卞淑芬, 等. 公立医院绩效评价研究 [J]. 卫生经济研究, 2008 (1): 5—9.

[89] 陈万春, 曹书杰. 公立医院绩效管理办法与测评指标体系研究 [J]. 中国卫生经济, 2007, 26 (1): 72—74.

[90] 程薇, 房耘耘. 中医医疗服务项目成本核算方法研究 [J]. 中国中医药信息杂志, 2002, 9 (12): 72—74.

[91] 程薇, 吴曼. 医院成本管理 [M]. 北京: 经济科学出版社, 2012.

[92] 储晓红, 唐根富. 医院人力资源管理与人事制度改革 [J]. 中国卫生事业管理, 2003 (4): 575—579.

[93] 崔爽, 杨九龙, 李中帅, 等. 公立医院绩效评价研究——公立医院绩效评价的方法与指标体系 [J]. 中国医院管理, 2008, 28 (2): 60—61.

[94] 范淡霞, 张卓瑜, 史华仙. 浅析医院成本各因素对结余的影响 [J]. 中国卫生资源, 2007, 10 (1): 18—22.

[95] 房耘耘, 程薇, 郝明虹. 中医医院科室成本的核算方法研究 [J]. 中国中医药信息杂志, 2001, 8 (7): 3—4.

[96] 付晨, 徐元钊, 董恒进. 国内医院医疗成本研究 [J]. 中国医院管理, 1999, 19 (12): 43—46.

[97] 付婷辉, 张修梅. 北京地区剖宫产类似 DRG 分组研究 [J]. 中华医院管理杂志, 2006, 22 (3): 158—161.

[98] 高晓凤, 曾庆, 李幼平. 我国卒中患者住院费用的病例组合模式对比研究 [J]. 中国循证医学杂志, 2005, 5 (1): 42—46.

[99] 高子厚, 万崇华, 蔡乐. 按 DRGs 组合方式制定消化系统疾病患者住院费用的研究 [J]. 中国卫生统计, 2006, 23 (4): 323—325.

[100] 葛人伟, 孟庆跃, 卞鹰, 等. 医院医疗辅助科室成本分摊方法新探 [J]. 中国卫生事业管理, 1999 (1): 20—21.

[101] 葛人炜，李林贵，孙强. 作业成本法在医院成本核算中的应用探讨 [J]. 中国卫生经济，2006 (10)：87－92.

[102] 官波. 美国医保 DRG 支付方式对我国医保支付方式选择的启示 [J]. 卫生软科学，2004，18 (6)：283－286.

[103] 郭杰. 浅谈我院全成本核算的几点体会 [J]. 激光杂志，2011，32 (3)：94－94.

[104] 何凡，沈毅，刘碧瑶. 浙江省住院患者病例组合研究 [J]. 中华医院管理杂志，2006，22 (7)：460－464.

[105] 韩晔. 预付制支付方式与公立医院成本控制的关联性思考 [J]. 中国卫生经济，2014，33 (8)：80－83.

[106] 胡爱保，王满红，李素琴. 基本医疗保险费用支付方式的多元化探讨 [J]. 中医药管理，2011 (3)：253－254.

[107] 胡军，姜潮，Han J，等. 岭回归方法对医院住院病人成本评估的探讨 [J]. 中国医院统计，2000 (3)：135－137.

[108] 胡军，姜潮，图易宸，等. 医院住院病人成本影响因素的研究 [J]. 中国医院管理，2001，21 (4)：20－22.

[109] 胡守惠. 医院成本核算若干基本问题研究 [J]. 会计之友，2010 (6)：53－55.

[110] 湖南省医疗项目成本调查研究课题组. 成本核算——医院求生存、保发展的重要措施 [J]. 中国卫生政策，2000 (4)：34－36.

[111] 黄成礼，朱微微. 以时间驱动作业成本法核算病人护理成本方法探索 [J]. 中国医院管理，2009 (2)：60－62.

[112] 黄葭燕，陈洁，周武强，等. 以临床路径为基础的单病种成本测算 [J]. 中华医院管理杂志，2005，2 (16)：387－388.

[113] 黄坚，王佳波，古莲香. 作业成本法在医院成本管理中的应用 [J]. 中国卫生经济，2008 (10)：65－66.

[114] 黄文瑶. 我国非营利性医院补偿机制缺陷浅析 [J]. 卫生软科学，2006，20 (4)：253－254.

[115] 金春林. 公立医疗机构补偿机制改革的思考 [J]. 中国卫生资源，2005，8 (6)：265－266.

[116] 李包罗，华磊. DRGs 是科学解决"看病贵"问题的有效途径 [J]. 中国医院，2006，10 (3)：19－22.

[117] 李光绪，廖晓莉，张同建. 基于平衡计分卡的医院绩效测评体系设计

[J]. 财会通讯，2012 (10)：58—59.

[118] 李惠，刘子先，门峰. 基于临床路径与 CBR 的单病种成本预测研究 [J]. 工业工程与管理，2010, 15 (3)：105—110.

[119] 李金现. 对现代化医院人力资源管理的思考 [J]. 经济师，2012 (8)：218—219.

[120] 李丽. 我国医疗服务价格规制的理论与实证分析 [D]. 济南：山东大学，2007.

[121] 李乐波，曹湛. 公立医院财政补偿方式探讨 [J]. 医学与社会，2008, 21 (2)：34—39.

[122] 李青，刘晓青，宗希，等. 成本核算在医院管理中的应用 [J]. 中医药管理杂志，2007, 15 (7)：516—518.

[123] 李淑源，胡静彬. 深化医院全成本核算管理的思考 [J]. 中国卫生经济，2010, 29 (9)：45—46.

[124] 李伟，陈洁，曹建文，等. 县级医院手术项目成本、收费及影响因素分析 [J]. 中国初级卫生保健，1994, 8 (8)：23—24.

[125] 李新春，王晓钟. 医院成本管理 [M]. 北京：人民军医出版社，2002.

[126] 李勇，李卫平. 我国医院成本核算研究方法比较分析 [J]. 中国医院管理，2007, 27 (1)：11—14.

[127] 李勇，李卫平. 我国医院成本核算研究的演进及展望 [J]. 中国卫生事业管理，2007 (4)：247—248.

[128] 梁春贤. 我国医疗保险费用支付方式问题的探讨 [J]. 财政研究，2007 (8)：71—73.

[129] 梁允萍，徐力新. 改革背景下医院建立成本控制机制的实践：组织变革理论的实践应用 [J]. 中国卫生经济，2010, 29 (5)：86—88.

[130] 林雪，齐颖，李思飞，等. 积极探索按病种付费方式的改革 [J]. 中国卫生经济，2004, 23 (8)：45—47.

[131] 刘剑波，余洁鸥. 医院科级成本核算和控制需要把握的几个问题 [J]. 经济研究导刊，2014 (13)：181—182.

[132] 刘君，何梦乔. 医疗保险混合方式支付研究 [J]. 保险研究，2010 (7)：40—45.

[133] 刘乐斌，陈俊国，李瑛，等. 中外医院医疗成本控制模式探析 [J]. 中国医院管理，2011, 31 (5)：67—68.

[134] 刘鹏涛，芦巧玲，魏佳. 基于医、保、患博弈关系的医疗保险费用控制

策略研究 [J]. 西部财会，2010 (2)：56−59.

[135] 刘兴柱，孟庆跃. 医院医疗服务成本测算：背景及理论框架 [J]. 中国卫生事业管理，1998 (7)：377−380.

[136] 逯爱珍. 完善医疗卫生机构补偿机制——逐步解决"看病难看病贵" [J]. 会计之友，2007，1 (2)：81−82.

[137] 马静，蒋均远，樊水平，等. 探讨军队医院实施单病种成本核算的方法 [J]. 中国卫生经济，2010，29 (5)：89−90.

[138] 马骏. 病种 DRGs 费用与质量双项监测实验研究 [J]. 中国医院管理，1994，14 (9)：14−17.

[139] 毛丽洁，余儒，江松福，等. 以 RBRVS 评估系统为基础的医院绩效管理实践和体会 [J]. 中华医院管理杂志，2014，30 (12)：948−951.

[140] 孟国详. 卫生经济学原理与方法 [M]. 北京：世界医药出版社，2001.

[141] 孟开，常文虎. 镇江、九江、青岛三市城镇职工基本医疗保险医疗费用结算方式的比较研究 [J]. 中华医院管理，2009 (9)：11−15.

[142] 彭奕，陈盛新，何志高. 成本核算在医院管理中的应用和发展 [J]. 第二军医大学学报，1999，20 (7)：486−488.

[143] 祁莉芸. 按病种付费方式及其医疗成本控制研究 [J]. 现代经济信息，2011 (13)：152−154.

[144] 钱海波，黄文龙. 医疗保险支付方式的比较及对我国的发展前瞻 [J]. 中国医疗前沿，2007 (1)：101−103.

[145] 曲卫民. 我国公立医院成本管理问题研究 [J]. 统计与管理，2011 (4)：30−31.

[146] 任佩瑜，张莉，宋勇. 基于复杂性科学的管理熵、管理耗散结构理论及其在企业组织与决策中的作用 [J]. 管理世界，2001 (6)：142−147.

[147] 宋喜国，姚丽平，柏鹰，等. 基于 TDABC 的 2012 版腹膜透析诊疗项目成本测算研究 [J]. 中国卫生经济，2015，34 (11)：90−92.

[148] 孙晋科，熊林平. 我国医院成本核算研究探讨 [J]. 中国卫生统计，2012 (29)：268−269.

[149] 孙统达，陈健尔，张秀娟，等. 公立医院绩效评价指标体系的构建 [J]. 中国农村卫生事业管理，2009 (12)：13−15.

[150] 孙祖妮. 基于成本动因 BP 神经网络的铁路物流货运成本预测 [D]. 北京：北京交通大学，2012.

[151] 谭和平. 我国公益类科研院所运行评价体系——基于管理熵理论的研究

[J]. 社会科学研究，2008（5）：192—194.

[152] 唐晨. 新形势下公立医院成本管理研究现状与展望 [J]. 现代医院管理，2012（8）：1—3.

[153] 唐月红，薛茜，陈景春，等. 基于平衡计分卡的公立医院绩效评价指标体系 [J]. 中国医院管理，2008，28（5）：56—59.

[154] 田燕，张婷，吴洋东，等. 基于 HTCPN 的胃癌诊疗路径建模与应用 [J]. 计算机应用研究，2013，30（2）：458—461.

[155] 屠彦. 天津市医院全成本核算试点情况及问题探讨 [J]. 中国卫生经济，2010，29（8）：77—79.

[156] 万崇华，蔡乐，许传志，等. 疾病诊断相关组 DRGs 研究的现状、问题及对策 [J]. 中国医院统计，2001，8（2）：112—115.

[157] 万红，徐周佳，蒋一鸣，等. 公立医院成本控制实践与探索 [J]. 中国卫生经济，2008，8（27）：69—71.

[158] 汪丹梅，谭彦璇，唐宝国. 从事后核算到过程控制的医院全成本管理研究 [J]. 会计之友，2014（4）：54—58.

[159] 汪丹梅，王岚. 基于作业成本法的医院医疗服务成本核算研究 [J]. 商业会计，2011（5）：49—51.

[160] 汪耘，何雅静，李瑞波，等. 三甲医院绩效评价指标体系构建研究 [J]. 中国卫生统计，2013（8）：543—545.

[161] 王鉴岗. 医疗费用世界难题最优解的博弈论分析 [J]. 社会保障研究，2010（1）：70—72.

[162] 王洁，郭玉海，戴智敏. 估时作业成本法在医院全成本核算模式中的应用 [J]. 中国卫生经济，2013（10）：90—92.

[163] 王洁. 完善医院成本控制的思考 [J]. 财会研究，2012（16）：43—44.

[164] 王琴，刘宏伟. 经济新常态下公立医院成本控制实证分析 [J]. 中国卫生经济，2016，35（5）：87—89.

[165] 王素珍. 成本核算在医院管理中的运用和发展 [J]. 会计之友，2010（3）：59—60.

[166] 王西星，任佩瑜. 一种新的绩效评价方法：管理熵评价模型 [J]. 现代管理科学，2009（6）：101—105.

[167] 王小万，刘筱娴. DRGs 方法的原理与评价 [J]. 国外医学（社会医学分册），1990，7（2）：53—56.

[168] 王馨. 医疗设备的效益分析 [J]. 医疗设备信息，2006，21（4）：37—41.

[169] 王旭. 构建全成本核算管理系统的路径探讨 [J]. 中国医院，2007，11 (7)：74－78.

[170] 韦健，张菊英. 适合我国国情的 DRGs 及其统计方法的探讨 [J]. 现代预防医学，2002，29 (2)：146－147.

[171] 魏东平. 公立医院成本核算问题探讨 [J]. 现代商业，2010 (10)：243－244.

[172] 文黎敏，王军，张捷，等. 应用临床路径测算病种成本的方法探讨 [J]. 中国循证医学杂志，2002，2 (3)：187－189.

[173] 吴剑，叶金松，高峰，等. RBRVS 评估系统在医师绩效管理中的实践和体会 [J]. 中国医院，2013 (17)：49－51.

[174] 武广华. 病种质量管理与病种付费方式 [M]. 北京：人民卫生出版社，2006.

[175] 谢春艳，胡善联，孙国桢，等. 我国医疗保险费用支付方式改革的探索与经验 [J]. 中国卫生经济，2010 (5)：27－29.

[176] 谢娟，何钦成. 我国医院成本核算的研究现况及发展趋势 [J]. 中国卫生经济，2009 (6)：73－75.

[177] 谢始予. 经济博弈论 [M]. 2 版. 上海：复旦大学出版社，2006.

[178] 谢雁鸣，田峰. 国内 DRGs 相关研究综述 [J]. 中国中医药信息杂志，2009，16 (5)：119－121.

[179] 邢秀贞，孟贤涛. 四级成本分摊方法下临床科室的可控成本探讨 [J]. 中国卫生经济，2008，27 (12)：71－72.

[180] 胥悦红，顾培亮. 基于 BP 神经网络的产品成本预测 [J]. 管理工程学报，2000 (4)：61－64.

[181] 徐靖，刘子先，李竹梅，等. 基于 GBOM 和改进 SVM 的 DRGs 病种系列成本预测 [J]. 工业工程与管理，2013 (18)：92－99.

[182] 徐小炮，尹爱田，王利燕. 美国 DRGs 支付制度对我国医疗支付方式改革的启示 [J]. 中国卫生经济，2007，3 (26)：76－78.

[183] 许可，胡善联. 利用病例构成指数的方法分析住院病种的复杂程度 [J]. 中国医院管理，1996，16 (10)：19－21.

[184] 许擎鑫. 我国单病种收费制与 DRGs 相关情况述评 [J]. 中国卫生经济，2011，30 (8)：36－38.

[185] 薛辉，杨文胜. 平衡计分卡在医院绩效管理体系中的应用 [J]. 统计与决策，2012 (18)：183－185.

[186] 薛新东. 预算软约束视角下我国公立医院运行绩效：影响、成因与对策 [J]. 财政研究，2013（10）：24—27.

[187] 颜维华，王毅，苏琦，等. 医院与企业成本控制管理的比较分析初探 [J]. 重庆医学，2009，1（38）：27—30.

[188] 杨开伦. 估时作业成本法在单病种费用核算中的应用 [J]. 商业经济，2011（12）：51—52.

[189] 杨练. 医院业务流程再造降低医疗成本 [J]. 卫生软科学，2008（12）：434—435.

[190] 杨迎春，巢健茜. 单病种付费与 DRGs 预付模式研究综述 [J]. 中国卫生经济，2008，27（6）：66—70.

[191] 殷春武，石宇翔. 广义偏差最小的组合预测加权系数确定 [J]. 统计与决策，2011，（1）：168—169.

[192] 袁剑云，英立平. 临床路径实施手册 [M]. 北京：医科大学出版社，2002.

[193] 张波，王宏伟，苍盛. 建立标准成本控制提升医院核心竞争力 [J]. 中医药管理杂志，2007，15（8）：609—610.

[194] 张凤印. 从时间控制入手强化医院服务意识 [J]. 中国医院管理，1993（12）：16—17.

[195] 张慧英，李增笑，水梅. 医疗服务成本控制过程伦理范式的选择 [J]. 医学与哲学，2013，34（8）：64—67.

[196] 张慧英，李增笑. 基于价值链的医疗成本管理探微 [J]. 中国卫生经济，2006，9（25）：59—63.

[197] 张菊英，韦健，杨树勤. 神经网络模型在住院费用影响因素分析中的应用 [J]. 中华医院管理杂志，2002，81（3）：143—145.

[198] 张军华. 新《医院财务制度》和《医院会计制度》下的成本管理优化 [J]. 财会月刊，2011（7）：84—85.

[199] 张鹭鹭，李静，徐祖铭. 医院管理学 [M]. 上海：第二军医大学出版社，2007.

[200] 张培林. 成本控制研究在医院发展中的战略地位与作用 [J]. 重庆医学，2009，1（38）：1—3.

[201] 张荣强，裴泓波，王敏珍，等. 应用回归模型预测食管癌住院费用 [J]. 中国卫生统计，2009，26（4）：417—418.

[202] 张士元. 我国白内障的流行病学调查资料分析 [J]. 中华眼科杂志，

1999，35（5）：336−340.

[203] 张寿清，刘东兴，简伟研. 作业成本法在医疗卫生事业中的应用 [J].
中国医院，2006（3）：45−48.

[204] 张文彤，竺丽明，王见义，等. 基于 BP 神经网络的中医医院住院费用
影响因素分析 [J]. 中华医院管理杂志，2005，21（3）：161−165.

[205] 赵息，李亚光，齐建民. 时间驱动作业成本法述评：方法、应用与启示
[J]. 西安电子科技大学学报（社会科学版），2012（5）：32−39.

[206] 赵学明. 基于一元回归法和灰色预测模型 GM（1，1）的工程项目成本
预测 [J]. 电力经济研究，2011（12）：114−117.

[207] 赵艳丽，江志斌，李娜. 基于分层赋时着色 Petri 网的临床路径建模
[J]. 上海交通大学学报，2010（2）：252−258.

[208] 郑大喜. 新《医院财务制度》和《医院会计制度》下的全成本核算研究
[J]. 中国卫生经济，2012，32（11）：82−84.

[209] 郑大喜. 医疗保险费用支付方式的比较及其选择 [J]. 中国初级卫生保
健，2005（6）：277−278.

[210] 郑万会，王毅，费霄霞，等. 医疗项目成本核算的思路与方法探讨
[J]. 中国卫生经济，2013，32（4）：81−83.

[211] 郑文，陈家应，陈险峰. 医疗服务成本核算方法综述 [J]. 中国医院，
2007，11（6）：60−64.

[212] 智坚. 传统作业成本法与时间驱动的作业成本法的对比研究 [J]. 金融
会计，2013（8）：23−30.

[213] 周绿林，孙寅秋. 医院实施作业成本法的流程设计 [J]. 会计之友，
2011（11）：30−32.

[214] 朱滨海. 研究和实施 DRGs 时应考虑的若干问题 [J]. 中华医院管理杂
志，2006，22（7）：456−459.

[215] 朱建军. 层次分析法的若干问题研究及应用 [D]. 沈阳：东北大
学，2005.

[216] 朱仕骅. 公立医院成本控制有效性的影响因素分析及建议 [J]. 时代金
融，2010（5）：151−153.

[217] 朱旭东，迟彦. 基于信息技术的医院成本核算研究 [J]. 中国卫生经
济，2010，29（8）：82−84.

附录 1：CT 平扫数据（部分）

检查日期	病人编号	检查项目	进入检查室的时间	躺上CT检查床的时间	检查开始时间	检查结束时间	离开CT检查床的时间
2015/4/20	001526193	胸部	8：57：00	8：57：24	8：57：56	8：58：41	8：59：00
2015/4/20	0014857876	胸部	9：00：38	9：01：07	9：01：40	9：02：27	9：02：55
2015/4/20	0000054278	头部	9：02：34	9：02：54	9：03：22	9：04：07	9：04：36
2015/4/20	0015176674	胸部	9：04：33	9：05：36	9：06：19	9：07：16	9：08：27
2015/4/20	0015221736	头部	9：08：00	9：08：40	9：09：23	9：09：54	9：11：24
2015/4/20	0015158893	头部	9：10：06	9：11：53	9：12：35	9：13：13	9：13：51
2015/4/20	0015158899	头部	9：13：13	9：14：20	9：15：18	9：16：58	9：17：20
2015/4/20	0010474891	胸部	9：17：05	9：17：20	9：18：08	9：18：53	9：19：25
2015/4/20	0015137967	头部	9：20：20	9：21：07	9：22：10	9：22：51	9：23：57
2015/4/20	0015222024	胸部	9：27：57	9：29：03	9：29：30	9：30：15	9：30：59
2015/4/20	0015104879	胸部	9：34：03	9：36：17	9：38：03	9：39：43	9：41：13

续表

检查日期	病人编号	检查项目	进入检查室的时间	躺上CT检查床的时间	检查开始时间	检查结束时间	离开CT检查床的时间
2015/4/20	0015236018	胸部	9：41：27	9：41：52	9：42：20	9：43：10	9：43：33
2015/4/20	0015250881	头部	9：43：26	9：43：48	9：44：23	9：45：05	9：45：31
2015/4/20	0015262216	头部	9：45：30	9：46：58	9：48：10	9：48：48	9：50：15
2015/4/20	0015178839	胸部薄层	9：50：21	9：51：18	9：52：14	9：52：30	9：52：58
2015/4/20	0005756660	胸部	9：58：20	9：58：45	9：59：27	10：00：14	10：00：38
2015/4/20	0014452586	胸部	10：00：39	10：01：15	10：01：44	10：02：32	10：03：02
2015/4/20	0015263620	胸部	10：02：50	10：03：25	10：03：44	10：04：30	10：04：55
2015/4/20	0014738610	腹部	10：04：52	10：05：04	10：05：39	10：06：30	10：07：11
2015/4/20	0005217018	胸部	10：07：00	10：07：08	10：07：30	10：08：16	10：08：49
2015/4/20	0015147047	椎体	10：08：35	10：09：15	10：10：05	10：11：27	10：12：12
2015/4/20	0000323644	髋关节三维	10：12：38	10：12：49	10：13：28	10：14：06	10：14：29
2015/4/20	0008239927	胸部薄层	10：14：30	10：14：50	10：15：17	10：16：02	10：16：30
2015/4/20	0015077291	胸部	10：17：01	10：17：30	10：17：57	10：18：45	10：19：27
2015/4/20	0001475193	胸部	10：19：42	10：20：45	10：22：39	10：23：40	10：25：11
2015/4/20	0015263576	胸部薄层	10：24：09	10：25：18	10：27：00	10：27：47	10：28：13
2015/4/20	0004312897	胸部薄层	10：28：07	10：28：40	10：29：25	10：30：11	10：30：45
2015/4/20	0012175585	膝关节三维	10：33：30	10：35：48	10：38：20	10：38：36	10：39：45

续表

检查日期	病人编号	检查项目	进入检查室的时间	躺上 CT 检查床的时间	检查开始时间	检查结束时间	离开 CT 检查床的时间
2015/4/20	0006512719	椎体	10:38:36	10:39:37	10:40:30	10:41:00	10:41:30
2015/4/20	0009254922	胸部薄层	10:41:12	10:41:52	10:42:25	10:43:08	10:43:45
2015/4/20	0011430810	腹部	10:43:45	10:44:09	10:45:04	10:45:55	10:46:45
2015/4/20	0015250611	胸部	10:46:30	10:47:06	10:47:39	10:48:28	10:49:20
2015/4/20	0015253252	椎体	10:49:10	10:49:43	10:50:45	10:51:28	10:51:53
2015/4/20	0015046407	胸部	10:51:40	10:52:00	10:52:45	10:53:15	10:53:30
2015/4/20	0015210282	髋关节	10:53:25	10:54:18	10:55:27	10:55:42	10:56:51
2015/4/20	0015238826	髋关节	10:56:17	10:56:36	10:57:47	10:58:27	10:59:00
2015/4/20	0015234650	踝关节	10:59:00	10:59:16	10:59:53	11:01:10	11:01:42
2015/4/20	0004747364	胸部	11:03:38	11:04:20	11:05:30	11:06:17	11:07:45
2015/4/20	0003076092	头部	11:07:48	11:08:00	11:08:55	11:09:35	11:09:58
2015/4/20	0015136390	髋关节	11:09:46	11:10:01	11:11:10	11:11:22	11:11:42
2015/4/20	0015227414	胸部	11:20:40	11:22:35	11:23:48	11:24:38	11:26:07
2015/4/20	0015155398	胸部	13:26:50	13:27:19	13:27:37	13:28:30	13:28:48
2015/4/20	0011694656	头部	13:28:50	13:30:12	13:30:50	13:31:38	13:33:16
2015/4/20	0008732122	胸部	13:31:59	13:32:30	13:33:25	13:34:14	13:34:45
2015/4/20	0015262862	头部	13:34:45	13:35:06	13:35:27	13:36:14	13:36:58

检查日期	病人编号	检查项目	进入检查室的时间	躺上CT检查床的时间	检查开始时间	检查结束时间	离开CT检查床的时间
2015/4/20	0008550919	胸部	13：37：55	13：38：00	13：38：15	13：38：55	13：39：35
2015/4/20	0014790969	椎体三维	13：39：33	13：39：55	13：40：12	13：40：48	13：41：13
2015/4/20	0015172831	胸部	13：41：05	13：41：21	13：42：14	13：43：03	13：43：20
2015/4/20	0015263649	头部	13：44：50	13：45：16	13：46：33	13：47：15	13：47：45
2015/4/20	0000041776	椎体三维	13：48：04	13：49：00	13：49：22	13：49：54	13：50：39
2015/4/24	0010639299	胸部	9：35：37	9：36：06	9：36：30	9：37：18	9：37：33
2015/4/24	0015284355	肘关节	9：37：35	9：37：38	9：38：32	9：39：12	9：39：20
2015/4/24	0015283469	肘关节	9：39：40	9：41：20	9：41：40	9：42：18	9：43：30
2015/4/24	0009333610	胸部	9：43：51	9：44：19	9：45：02	9：45：48	9：46：11
2015/4/24	0015274929	2项	9：46：33	9：46：49	9：47：26	9：48：10	9：48：18
2015/4/24	0015261736	髋关节	9：48：28	9：48：36	9：49：06	9：49：44	9：49：59
2015/4/24	0015284544	全腹	9：49：53	9：50：26	9：50：41	9：51：37	9：51：47
2015/4/24	0008317050	头、胸、上腹	9：51：54	9：52：20	9：53：05	9：54：45	9：54：55
2015/4/24	0000724156	胸部	9：55：01	9：55：09	9：55：56	9：56：46	9：56：56
2015/4/24	0000254421	头部	9：57：08	9：57：18	9：57：25	9：58：18	9：58：27
2015/4/24	0010697241	胸部	9：58：38	9：58：47	9：59：10	10：00：05	10：00：20
2015/4/24	0000257846	胸部	10：00：13	10：00：51	10：01：14	10：02：00	10：02：20

续表

检查日期	病人编号	检查项目	进入检查室的时间	躺上CT检查床的时间	检查开始时间	检查结束时间	离开CT检查床的时间
2015/4/24	0013661097	胸部	10: 02: 20	10: 02: 38	10: 03: 59	10: 04: 48	10: 04: 55
2015/4/24	0015195177	胸部	10: 05: 05	10: 05: 31	10: 05: 55	10: 06: 42	10: 06: 50
2015/4/24	0015251028	胸部	10: 06: 55	10: 07: 03	10: 07: 25	10: 08: 11	10: 08: 25
2015/4/24	0015170735	胸部	10: 08: 40	10: 08: 52	10: 09: 20	10: 10: 08	10: 10: 20
2015/4/24	0015140290	胸部	10: 10: 21	10: 10: 33	10: 11: 02	10: 11: 45	10: 11: 52
2015/4/24	0015245824	椎体	10: 12: 30	10: 12: 44	10: 14: 25	10: 14: 50	10: 15: 00
2015/4/24	0002400912	胸部	10: 16: 54	10: 17: 30	10: 17: 44	10: 18: 33	10: 19: 20
2015/4/24	0015284605	膝关节、胸部、肘关节	10: 19: 45	10: 20: 10	10: 20: 45	10: 22: 49	10: 23: 18
2015/4/24	0015251774	头	10: 23: 55	10: 24: 27	10: 25: 18	10: 26: 52	10: 27: 45
2015/4/24	0015254740	胸部	10: 27: 52	10: 29: 08	10: 29: 55	10: 30: 42	10: 31: 01
2015/4/24	0010706831	胸部	10: 31: 58	10: 32: 39	10: 33: 00	10: 33: 47	10: 33: 59
2015/4/24	0015183306	胸部	10: 34: 30	10: 34: 50	10: 35: 05	10: 35: 54	10: 36: 01
2015/4/24	0014460332	胸部	10: 36: 10	10: 36: 25	10: 36: 47	10: 37: 35	10: 37: 40
2015/4/24	0009714259	椎体	10: 37: 49	10: 38: 07	10: 38: 38	10: 39: 17	10: 39: 36
2015/4/24	0015265310	胸部	10: 39: 35	10: 39: 52	10: 40: 22	10: 41: 19	10: 41: 35
2015/4/24	0015034194	左肩	10: 41: 40	10: 41: 47	10: 42: 31	10: 43: 11	10: 43: 26
2015/4/24	0007149035	胸部	10: 43: 38	10: 43: 55	10: 44: 25	10: 45: 10	10: 45: 35

续表

检查日期	病人编号	检查项目	进入检查室的时间	躺上CT检查床的时间	检查开始时间	检查结束时间	离开CT检查床的时间
2015/4/24	0015094674	椎体	10：45：40	10：45：49	10：46：17	10：46：55	10：47：55
2015/4/24	0000555901	头部	10：47：12	10：47：35	10：47：57	10：48：37	10：48：51
2015/4/24	0015222156	头部	10：48：50	10：49：07	10：49：21	10：49：54	10：50：04
2015/4/24	0000458141	头部	10：50：15	10：50：41	10：51：22	10：52：03	10：52：21
2015/4/24	0010086499	胸部	10：52：20	10：52：40	10：53：07	10：54：01	10：54：10
2015/4/24	0015138527	颈、椎体	10：54：09	10：54：30	10：54：59	10：56：48	10：56：59
2015/4/24	0015226854	胸部、上腹	10：57：07	10：57：30	10：58：16	10：59：05	10：59：17
2015/4/24	0000564956	胸部	10：59：21	10：59：46	11：00：07	11：00：57	11：01：07
2015/4/24	0008307875	头部	11：01：10	11：01：24	11：02：01	11：02：42	11：02：58
2015/4/24	0000898132	胸部	11：03：10	11：03：21	11：03：44	11：04：34	11：04：45
2015/4/24	0015263430	胸部	11：04：57	11：05：24	11：05：41	11：06：29	11：06：43
2015/4/24	0015272896	胸部	11：09：49	11：10：17	11：10：26	11：11：10	11：11：15
2015/4/24	0015282610	头部	11：11：24	11：11：37	11：11：59	11：12：29	11：12：40
2015/4/24	0003059056	胸部	11：12：44	11：13：00	11：13：24	11：14：10	11：14：20
2015/4/24	0003778152	胸部	11：14：28	11：14：35	11：14：57	11：15：48	11：15：55
2015/4/24	0010393883	头部	11：16：21	11：17：00	11：17：35	11：18：16	11：18：34
2015/4/24	0015191989	头部	11：18：45	11：19：08	11：19：30	11：20：08	11：20：30

检查日期	病人编号	检查项目	进入检查室的时间	躺上 CT 检查床的时间	检查开始时间	检查结束时间	离开 CT 检查床的时间
2015/4/24	0009670195	头部	11:21:05	11:22:09	11:22:36	11:23:15	11:23:39
2015/4/24	0003378830	胸部	11:23:32	11:24:18	11:24:36	11:25:50	11:25:58
2015/4/24	0014708234	头部	11:26:43	11:27:25	11:27:58	11:28:37	11:29:09
2015/4/24	0010297083	胸部	13:26:56	13:27:15	13:27:31	13:28:17	13:28:45
2015/4/24	0007968657	头部+胸部+椎体 2 各部位（3 个）	13:29:00	13:30:25	13:31:10	13:34:17	13:34:58
2015/4/24	0015223155	头部	13:35:40	13:36:18	13:37:14	13:38:27	13:38:52

附录 2：CT 增强扫描数据（部分）

检查日期	病人编号	检查项目	病人来源	进入检查室的时间	躺上 CT 检查床的时间	CT 增强扫描开始时间	CT 增强扫描结束时间	注射开始时间	注射结束时间	离开 CT 的检查床的时间
2015/4/20	0000139208	CT 冠状动脉造影	住院	10：03：30	10：05：33	10：08：02	10：09：15	10：09：20	10：10：35	10：11：45
2015/4/20	0015170762	CT 胸部血管三维	住院	10：11：30	10：12：15	10：13：43	10：14：30	10：15：23	10：15：45	10：16：49
2015/4/20	0010658575	CT 头部血管	住院	10：38：30	10：39：21	10：40：38	10：43：00	10：43：10	10：44：30	10：45：16
2015/4/20	0013923025	头部血管	门诊	10：45：29	10：45：50	10：46：35	10：48：30	10：48：40	10：49：49	10：50：25
2015/4/20	0000857127	夹层动脉扫描	门诊	10：50：10	10：51：05	10：52：30	10：53：35	10：53：51	10：55：06	10：56：03
2015/4/20	0015240366	冠心病血管扫描	住院	10：16：50	10：17：03	10：18：37	10：19：40	10：20：10	10：21：30	10：22：03
2015/4/20	0002115950	颈部增强扫描	住院急诊	10：22：15	10：23：02	10：24：03	10：24：30	10：25：30	10：26：02	10：26：49
2015/4/20	0015226296	胸部增强扫描	住院急诊	10：27：03	10：29：35	10：30：37	10：31：27	10：32：07	10：32：49	10：33：53
2015/4/20	0015168115	肠道薄层	住院	10：34：10	10：34：44	10：35：31	10：36：27	10：36：30	10：37：28	10：38：35
2015/4/20	0015151523	冠状动脉造影	门诊	11：04：50	11：05：40	11：07：51	11：09：02	11：09：05	11：10：23	11：11：18
2015/4/20	0009194277	垂体薄层	住院	11：14：46	11：15：15	11：15：45	11：16：42	11：17：00	11：19：03	11：19：35

续表

检查日期	病人编号	检查项目	病人来源	进入检查室的时间	躺上CT检查床的时间	CT增强扫描开始时间	CT增强扫描结束时间	注射开始时间	注射结束时间	离开CT的检查床的时间
2015/4/20	0007545970	冠状动脉造影	门诊	11:19:20	11:20:21	11:22:40	11:23:50	11:23:54	11:25:23	11:26:24
2015/4/20	0006009338	双能量痛风三维(平扫)	住院	10:56:10	10:57:35	10:59:44	11:04:26	—	—	11:05:12
2015/4/20	0015266184	全腹部增强+肠部(2个)	住院急诊	13:48:55	13:50:40	13:52:12	13:53:19	13:50:30	13:54:07	13:56:14
2015/4/20	0009798035	冠心病血管扫描(平扫)	门诊	13:27:00	13:28:41	13:32:00	13:35:10	—	—	13:36:01
2015/4/20	0000201279	冠状动脉造影	门诊	13:36:05	13:36:40	13:40:12	13:42:15	13:43:34	13:46:52	13:48:35
2015/4/20	0010423897	冠状动脉造影	门诊	13:56:34	13:57:21	14:00:15	14:02:15	14:02:22	14:02:45	14:04:45
2015/4/20	0008765761	夹层动脉瘤	门诊	14:04:12	14:04:40	14:06:15	14:07:30	14:08:00	14:08:46	14:09:48
2015/4/20	0015249096	冠状动脉造影	门诊	14:09:36	14:10:05	14:13:35	14:17:20	14:17:30	14:18:51	14:20:04
2015/4/20	0015230980	冠状动脉造影	门诊	14:20:15	14:20:50	14:22:47	14:24:00	14:24:10	14:25:27	14:26:24
2015/4/20	0015121290	上腹部血管造影扫描	住院急诊	14:25:56	14:26:30	14:27:45	14:28:45	14:28:55	14:30:15	14:31:10
2015/4/20	0015247580	夹层动脉血管强扫描	门诊	14:31:15	14:31:30	14:34:50	14:35:40	14:35:45	14:36:17	14:37:47
2015/4/20	0000066048	肺动脉血管增强扫描	住院急诊	14:37:30	14:39:25	14:44:50	14:45:40	14:46:21	14:48:00	14:49:44
2015/4/20	0015230248	头部血管增强扫描	住院急诊	14:50:58	14:52:10	14:53:40	14:54:25	14:55:45	14:57:08	14:58:45
2015/4/20	0012171344	先心病血管增强扫描	门诊	14:59:29	14:59:50	15:02:54	15:03:40	15:06:36	15:08:18	15:09:31

续表

检查日期	病人编号	检查项目	病人来源	进入检查室的时间	躺上CT检查床的时间	CT增强扫描开始时间	CT增强扫描结束时间	注射开始时间	注射结束时间	离开CT的检查床的时间
2015/4/20	0015219423	冠状动脉增强扫描	门诊	15：17：14	15：18：15	15：20：32	15：21：35	15：22：05	15：23：24	15：24：15
2015/4/20	0009047633	胸部血管增强扫描	门诊	15：35：15	15：35：35	15：36：37	15：37：44	15：38：27	15：38：55	15：39：35
2015/4/20	0005535663	颈部血管增强扫描	住院急诊	15：39：15	15：40：15	15：41：23	15：42：00	15：42：23	15：43：35	15：44：30
2015/4/20	0015206232	上腹部血管增强扫描	住院急诊	15：43：49	15：45：05	15：45：55	15：46：47	15：46：52	15：48：15	15：50：40
2015/4/20	0015259263	输尿管CTU增强扫描	住院急诊	15：51：30	15：52：28	15：54：50	15：55：44	15：55：50	15：56：52	15：59：00
2015/4/20	0000034906	冠状动脉增强扫描	住院	15：58：21	15：59：45	16：01：40	16：03：04	16：05：02	16：05：30	16：06：25
2015/4/20	0015226336	头部血管增强扫描	住院	16：06：50	16：09：20	16：10：50	16：11：30	16：12：00	16：12：38	16：14：10
2015/4/20	0014511700	颈部血管增强扫描	住院	16：19：30	16：19：45	16：21：29	16：22：03	16：22：29	16：23：20	16：24：21
2015/4/20	0004452168	胸部血管增强扫描	住院	16：23：44	16：24：45	16：26：30	16：27：39	16：28：25	16：28：54	16：30：07
2015/4/20	0015147376	先心病血管增强扫描+…（5个）	住院	16：29：34	16：30：35	16：36：19	16：37：30	16：51：45	16：52：15	16：55：15
2015/4/20	0000991600	肾脏血管增强扫描	门诊	16：55：35	16：56：30	17：00：00	17：00：45	17：01：25	17：01：55	17：03：15
2015/4/20	0015221551	耳部增强扫描	住院	15：09：10	15：11：03	15：12：56	15：13：54	15：14：08	15：16：37	15：17：38

续表

检查日期	病人编号	检查项目	病人来源	进入检查室的时间	躺上 CT 检查床的时间	CT 增强扫描开始时间	CT 增强扫描结束时间	注射开始时间	注射结束时间	离开 CT 的检查床的时间
2015/4/20	0015212640	全腹部增强扫描（ICU）	住院急诊	15:23:54	15:25:30	15:28:20	15:29:23	15:29:30	15:30:45	15:32:56
2015/4/20	0000030424	胸部（平扫）	门诊	15:32:11	15:33:43	15:34:12	15:35:00	—	—	15:33:10
2015/4/20	0009645585	心脏三维重建增强扫描	住院	17:02:32	17:03:22	17:05:47	17:06:38	17:07:42	17:08:10	17:09:05
2015/4/20	0015246837	头部血管增强扫描	住院急诊	17:14:41	17:15:40	17:18:30	17:20:10	17:20:28	17:20:52	17:22:27
2015/4/20	0015267568	全腹部、胸部	门诊急诊	17:08:28	17:09:12	17:10:37	17:11:40	17:11:45	17:12:45	17:14:27
2015/4/21	0015223155	头部血管三维	住院	8:31:20	8:31:31	8:32:32	8:33:10	8:33:24	8:34:48	8:35:40
2015/4/21	0015211488	胸部血管三维	住院	10:10:22	10:11:12	10:13:46	10:14:35	10:14:41	10:15:56	10:17:21
2015/4/21	0015238947	冠状动脉造影	门诊	8:36:08	8:36:43	8:39:04	8:40:08	8:40:35	8:42:30	8:43:45
2015/4/21	0015221064	静动脉三维	住院	9:41:00	9:41:30	9:42:38	9:43:55	9:43:55	9:45:12	9:46:30
2015/4/21	0015024299	胸部（平扫）	门诊	8:43:50	8:44:10	8:45:00	8:45:50	—	—	8:46:08
2015/4/21	0000087952	胸部（平扫）	门诊	8:46:15	8:46:30	8:47:18	8:48:50	—	—	8:49:06
2015/4/21	0014980850	冠状动脉造影	住院	8:54:50	8:55:30	8:57:22	8:58:25	8:58:30	8:59:57	9:01:00
2015/4/21	0015148103	动脉血管三维	住院	9:45:42	9:46:45	9:48:18	9:49:11	9:51:00	9:52:08	9:53:15
2015/4/21	0015218161	夹层动脉瘤	住院	9:10:30	9:10:50	9:12:25	9:13:25	9:13:31	9:15:40	9:16:55
2015/4/21	0015230046	头部血管三维	住院	9:00:35	9:01:26	9:02:30	9:02:49	9:02:55	9:04:27	9:05:17
2015/4/21	0010113958	头部血管三维	门诊	9:05:08	9:05:42	9:07:07	9:07:35	9:08:40	9:09:05	9:09:50
2015/4/21	0001041486	冠状动脉造影	门诊	9:16:25	9:17:10	9:18:50	9:19:53	9:19:59	9:22:31	9:23:38

续表

检查日期	病人编号	检查项目	病人来源	进入检查室的时间	躺上CT检查床的时间	CT增强扫描开始时间	CT增强扫描结束时间	注射开始时间	注射结束时间	离开CT的检查床的时间
2015/4/21	0015252185	颈部增强+胸部平扫（2个）	住院	9：23：25	9：23：57	9：26：15	9：28：12	9：28：23	9：29：31	9：30：22
2015/4/21	0011043430	冠状动脉造影	门诊	9：30：10	9：30：38	9：32：29	9：33：29	9：34：35	9：34：57	9：35：37
2015/4/21	0015255868	颈部增强	住院	9：35：22	9：35：35	9：38：02	9：38：38	9：39：29	9：39：50	9：41：06
2015/4/21	0015256226	头部灌注	住院	9：53：05	9：54：38	9：57：20	9：58：31	9：59：55	10：01：45	10：03：02
2015/4/21	0000268825	冠状动脉造影	门诊	10：02：30	10：04：16	10：06：49	10：07：51	10：08：00	10：10：04	10：10：55
2015/4/21	0007216251	胸部增强扫描	住院	10：16：25	10：17：48	10：20：05	10：21：15	10：21：53	10：23：31	10：24：53
2015/4/21	0015181074	垂体薄层头部	住院	10：24：20	10：25：07	10：27：14	10：28：46	10：29：51	10：31：52	10：32：42
2015/4/21	0015230343	上胸部增强	住院	10：32：16	10：32：58	10：35：17	10：36：20	10：36：25	10：37：42	10：39：23
2015/4/21	0013250530	颈部增强	住院	10：44：43	10：45：36	10：47：03	10：47：55	10：48：01	10：49：18	10：49：57
2015/4/21	0015029325	冠心病血管扫描	住院	10：50：40	10：50：49	10：53：11	10：54：20	10：56：26	10：57：55	10：59：40
2015/4/21	0013647271	心脏三维重建增强扫描	住院	10：58：50	11：00：28	11：02：26	11：03：16	11：03：28	11：05：28	11：06：47
2015/4/21	0013518602	头部+颈部（2个）	住院	11：26：20	11：26：55	11：28：45	11：29：54	11：30：42	11：31：01	11：31：45
2015/4/21	0000191952	冠状动脉	住院	10：38：56	10：39：35	10：41：43	10：42：46	10：42：55	10：44：14	10：45：10

附录3: 白内障医疗成本影响因子的相关性

		性别	年龄	手术类型	医生级别	手术时长	人工晶体植入	麻醉方式	付费方式	入院情况	附加诊断	总医疗成本
性别	Pearson相关性	1	-0.085	0.000	-0.042	-0.035	-0.072	-0.043	-0.005	0.040	-0.059	-0.043
	显著性（单侧）		0.146	0.500	0.299	0.331	0.184	0.296	0.477	0.311	0.233	0.296
	N	483	483	483	483	483	483	483	483	483	483	483
年龄	Pearson相关性	-0.085	1	0.142*	-0.069	-0.010	0.002	0.087	-0.073	-0.051	0.042	0.086
	显著性（单侧）	0.146		0.038	0.195	0.448	0.492	0.139	0.181	0.265	0.302	0.143
	N	483	483	483	483	483	483	483	483	483	483	483

续表

		性别	年龄	手术类型	医生级别	手术时长	人工晶体植入	麻醉方式	付费方式	入院情况	附加诊断	总医疗成本
手术类型	Pearson相关性	0.000	0.142*	1	0.000	0.050	0.035	−0.114	0.010	0.000	0.017	0.127*
	显著性（单侧）	0.500	0.038		0.500	0.266	0.331	0.078	0.451	0.500	0.417	0.047
	N	483	483	483	483	483	483	483	483	483	483	483
医生级别	Pearson相关性	−0.042	−0.069	0.000	1	0.105	0.442**	0.015	−0.280**	0.091	−0.017	0.644**
	显著性（单侧）	0.299	0.195	0.500		0.096	0.000	0.428	0.000	0.128	0.415	0.000
	N	483	483	483	483	483	483	483	483	483	483	483
手术时长	Pearson相关性	−0.035	−0.010	0.050	0.105	1	−0.126	0.008	−0.025	0.008	0.017	−0.028
	显著性（单侧）	0.331	0.448	0.266	0.096		0.058	0.460	0.379	0.461	0.416	0.362
	N	483	483	483	483	483	483	483	483	483	483	483
人工晶体植入	Pearson相关性	−0.072	0.002	0.035	0.442**	0.058	1	0.006	−0.283**	0.040	0.014	0.805**
	显著性（单侧）	0.184	0.492	0.331	0.000			0.472	0.000	0.310	0.432	0.000
	N	483	483	483	483	483	483	483	483	483	483	483

续表

		性别	年龄	手术类型	医生级别	手术时长	人工晶体植入	麻醉方式	付费方式	入院情况	附加诊断	总医疗成本
麻醉方式	Pearson相关性	-0.043	0.087	-0.114	0.015	0.008	0.006	1				0.126*
	显著性（单侧）	0.296	0.139	0.078	0.428	0.460	0.472					0.047
	N	483	483	483	483	483	483	483				483
付费方式	Pearson相关性	-0.005	-0.073	0.010	-0.280**	-0.025	-0.283**	-0.147*	1	-0.046	-0.073	-0.554**
	显著性（单侧）	0.477	0.181	0.451	0.000	0.379	0.000	0.033		0.282	0.182	0.000
	N	483	483	483	483	483	483	483	483	483	483	483
入院情况	Pearson相关性	0.040	-0.051	0.000	0.091	0.008	0.040	0.104	-0.046	1	-0.034	0.326**
	显著性（单侧）	0.311	0.265	0.500	0.128	0.461	0.310	0.097	0.282		0.337	0.000
	N	483	483	483	483	483	483	483	483	483	483	483
附加诊断	Pearson相关性	-0.059	0.042	0.017	-0.017	0.017	0.014	-0.080	-0.073	-0.034	1	0.260**
	显著性（单侧）	0.233	0.302	0.417	0.415	0.416	0.432	0.160	0.182	0.337		0.000
	N	483	483	483	483	483	483	483	483	483	483	483

续表

		性别	年龄	手术类型	医生级别	手术时长	人工晶体植入	麻醉方式	付费方式	入院情况	附加诊断	总医疗成本
总医疗成本	Pearson相关性	-0.043	0.086	0.127*	0.644**	-0.028	0.805**	0.126*	-0.554**	0.326**	0.260**	1
	显著性（单侧）	0.296	0.143	0.047	0.000	0.362	0.000	0.047	0.000	0.000	0.000	
	N	483	483	483	483	483	483	483	483	483	483	483

注：* 在 0.05 水平（单侧）上显著相关。

* * 在 0.01 水平（单侧）上显著相关。

附录 4：BP 神经网络 MATLAB 程序代码

```
%%清空环境
clc
clear
load  BNZ；
load  YC；          %载入数据
p=BNZ（:，1：7）；    %输入数据矩阵
t=BNZ（:，8）；       %目标数据矩阵
%利用 premnmx 函数对数据进行归一化
[pn，minp，maxp，tn，mint，maxt] = premnmx（p，t）；% 对于输入
矩阵 p 和输出矩阵 t 进行归一化处理
dx= [−1，1；−1，1；−1，1；−1，1；−1，1；−1，1；−1，1]；
%归一化处理后最小值为−1，最大值为 1
%BP 网络训练
net=newff（dx，[7，15，1]，{'tansig'，'tansig'，'purelin'}，'traingdx'）；%建
立模型，并用梯度下降法训练.
    net. trainParam. show=10；            %轮回显示一次结果
    net. trainParam. Lr=0.01；            %学习速度为 0.01
    net. trainParam. epochs=100000；      %最大训练轮回为 100000 次
    net. trainParam. goal=0.0006；        %均方误差
    net=train（net，pn，tn）；                        %开始训练，其中 pn，
tn 分别为输入输出样本
    %利用原始数据对 BP 网络仿真
    an=sim（net，pn）；              %用训练好的模型进行仿真
    a=postmnmx（an，mint，maxt）；% 把仿真得到的数据还原为原始的数
量级；
```

```
x=1：483；
newk=a（1,:）；
figure（2）；
plot（x，newk，'r—o'，x，zylfy，'b——+'）        %绘制医疗总成本对
比图；
legend（'网络输出成本'，'实际成本'）；
xlabel（'编号'）；ylabel（'成本'）；
%利用训练好的网络进行预测
%当用训练好的网络对新数据 pnew 进行预测时，也应作相应的处理：
pnew=YC（:，1：7）；                %1—10 成本预测数据；
pnewn=tramnmx（pnew，minp，maxp）;%利用原始输入数据的归一化
参数对新数据进行归一化；
anewn=sim（net，pnewn）；            %利用归一化后的数据进行仿真；
anew=postmnmx（anewn，mint，maxt）    %把仿真得到的数据还原为
原始的数量级；
```

附录5：医院绩效评价问卷

您好！

非常感谢您在百忙之中参加此次访谈调研！本次访谈旨在研究医院管理绩效评价，希望通过与您的真诚沟通，深入了解现在医院绩效评价的核心因素，为下一步构建医院绩效评价模型打下坚实的基础。因此，希望能得到您的支持与帮助！同时，本人郑重承诺，本次访谈内容仅作研究之用，无须署名，在未征得您同意的情况下，您提供的任何信息都将予以严格保密。

最后，祝您身体健康，事业蒸蒸日上！

第一部分					
您认为以下因素对于医院运营绩效有多重要？5 表示"极为重要"，4 表示"很重要"，3 表示"一般重要"，2 表示"不太重要"，1 表示"不重要"，请根据您的个人经验和感受在合适的数字下画钩。					
Q1 总资产报酬率	1	2	3	4	5
Q2 固定资产增长率	1	2	3	4	5
Q3 净资产周转率	1	2	3	4	5
Q4 净资产收益率	1	2	3	4	5
您认为以下因素对于评价医院医疗效益有多重要？5 表示"极为重要"，4 表示"很重要"，3 表示"一般重要"，2 表示"不太重要"，1 表示"不重要"，请根据您的个人经验和感受在合适的数字下画钩。					
Q5 人均医疗收入	1	2	3	4	5
Q6 每床年医疗收入	1	2	3	4	5

Q7 药品收入占收入比	1	2	3	4	5
Q8 人员经费占支出比	1	2	3	4	5
Q9 医疗收支比	1	2	3	4	5

您认为以下因素对于评价病人费用有多重要？5 表示"极为重要"，4 表示"很重要"，3 表示"一般重要"，2 表示"不太重要"，1 表示"不重要"，请根据您的个人经验和感受在合适的数字下画钩。

Q10 出院病人日均次费	1	2	3	4	5
Q11 门急诊均次费	1	2	3	4	5
Q12 门急诊均次费中药费占比	1	2	3	4	5
Q13 出院病人日均药费占比	1	2	3	4	5

您认为以下因素对于评价患者维度有多重要？5 表示"极为重要"，4 表示"很重要"，3 表示"一般重要"，2 表示"不太重要"，1 表示"不重要"，请根据您的个人经验和感受在合适的数字下画钩。

Q14 病员回头率	1	2	3	4	5
Q15 病员满意率	1	2	3	4	5
Q16 医疗赔偿率	1	2	3	4	5
Q17 病员投诉率	1	2	3	4	5

您认为以下因素对于评价医院内部流程状况有多重要？5 表示"极为重要"，4 表示"很重要"，3 表示"一般重要"，2 表示"不太重要"，1 表示"不重要"，请根据您的个人经验和感受在合适的数字下画钩。

Q18 就医流程评分	1	2	3	4	5
Q19 病床使用率	1	2	3	4	5
Q20 平均住院天数	1	2	3	4	5
Q21 甲级病历率	1	2	3	4	5
Q22 病员治愈率	1	2	3	4	5
Q23 诊断符合率	1	2	3	4	5
Q24 基础护理合格率	1	2	3	4	5
Q25 医疗质量综合评分	1	2	3	4	5
Q26 医疗事故发生率	1	2	3	4	5
Q27 医疗纠纷发生率	1	2	3	4	5

您认为以下因素对于评价医院学习与成长维度有多重要？5 表示"极为重要"，4 表示"很重要"，3 表示"一般重要"，2 表示"不太重要"，1 表示"不重要"，请根据您的个人经验和感受在合适的数字下画钩。

Q28 科研考评	1	2	3	4	5
Q29 医疗技术项目的创新数量	1	2	3	4	5
Q30 员工教育培训考评	1	2	3	4	5
Q31 学历及职称结构评分	1	2	3	4	5